好宝宝都是定制的

陈枢青 著

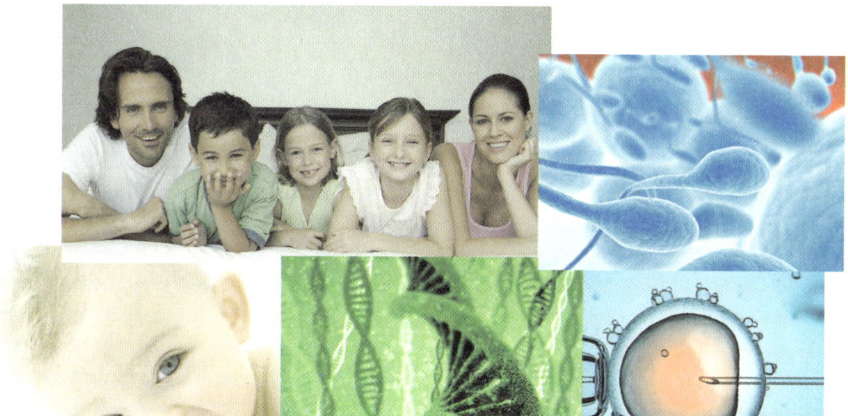

天津出版传媒集团
天津科学技术出版社

图书在版编目（CIP）数据

好宝宝都是定制的 / 陈枢青著. -- 天津 : 天津科学技术出版社, 2016.5
ISBN 978-7-5576-1044-9

Ⅰ. ①好… Ⅱ. ①陈… Ⅲ. ①优生优育—普及读物 Ⅳ. ①R169.1-49

中国版本图书馆CIP数据核字（2016）第091596号

责任编辑：张建锋
责任印制：兰　毅

天津出版传媒集团
天津科学技术出版社

出版人：蔡　颢
天津市西康路35号　邮编：300051
电话：（022）23332402（编辑室）
网址：www.tjkjcbs.com.cn
新华书店经销
北京彩和坊印刷有限公司印刷

开本：710×1000　1/16　印张：10　字数：160 000
2023年3月第1版第1次印刷
定价：39.80元

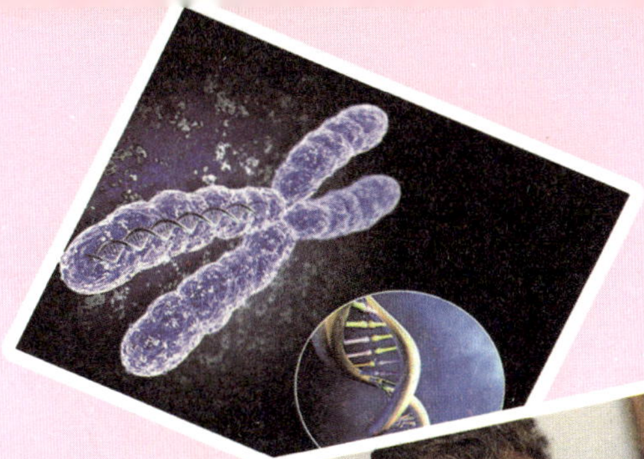
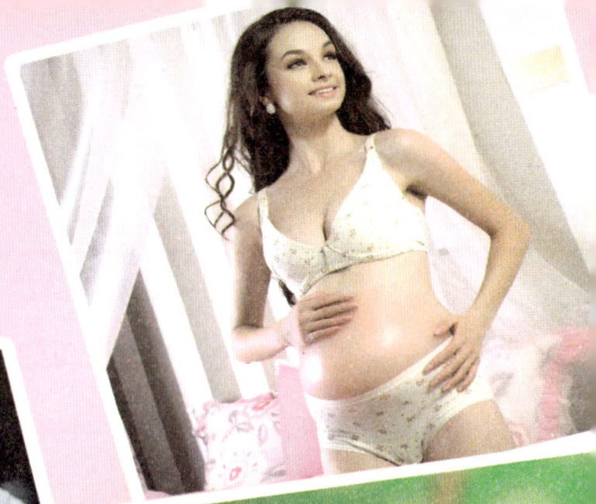
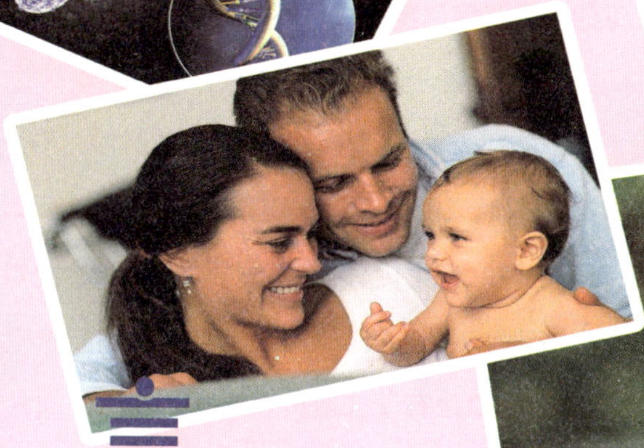
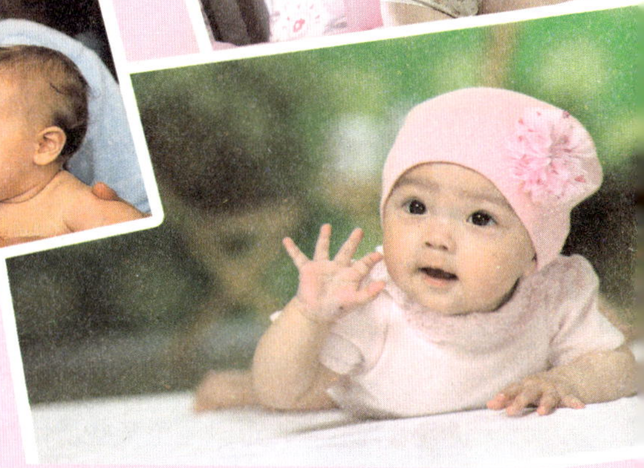

前 言

准爸爸妈妈，千万别说你懂优生优育

天下的父母都希望自己的宝宝健康活泼、聪明可爱；希望宝宝智力超群、出类拔萃。因此，准爸爸、准妈妈将优生优育当成头等大事，在要宝宝之前会精心筹划，在怀孕的日子里会小心谨慎。这期间，准爸爸、准妈妈乃至整个家庭的人在为未来宝宝付出的同时，内心会充满了无限的憧憬……但遗憾的是，总有一些宝宝在出生前后会出现这样或那样的问题，给人留下永远的伤痛。

可以说，假如在孕育宝宝的时候留有遗憾，那么一定是准爸爸、准妈妈优生优育做得不够到位。要想杜绝这样的遗憾，准爸爸、准妈妈除了需要口口相传的一些经验外，还要掌握更先进、更实用的科学育儿理论来加以指导——优生优育从基因入手，孕育宝宝的风险不仅能极大地降低，而且还能“设计”出称心如意的宝宝。

科学家发现，每个人都差不多由 2.5 万个基因构成，而其中的每个基因都决定了每个人不同的外貌、生理、性格、智商等因素。基因决定了生命的一切，它就是

“生命原图”。精子和卵子结合后，按照其中的基因去孕育新生命的基本构造和性能。既然宝宝的一切是由基因决定的，那么最稳妥的优生优育的办法，就是要保护宝宝基因的安全：不让父母的“好基因”变异成“坏基因”，不让父母的“坏基因”传给宝宝。所以，良好的孕产环境、科学的生活习惯和合理的饮食等作为优生优育最重要的一部分，从本质上说，就是为了保证在孕育新生命的时候，不让“好基因”变异成“坏基因”——准爸爸、准妈妈只做到这一点还不够，还要学会阻断“坏基因”，这样才能真正做到优生优育，这样的优生优育方式才是最稳妥的。例如，准爸爸、准妈妈可以利用“基因筛查”来保证宝宝的健康。医生可以对孕妇腹中的胎儿进行基因和染色体的检查，如果这个胚胎含有某些遗传性疾病的基因，而且这些遗传性疾病与性别有关，那就要进行胚胎的性别筛选，避免病儿出生。也就是说，对胎儿进行基因筛查，可以避免某些遗传性疾病的发生。

毋庸置疑，以基因为纲，会让优生优育变得更安全、更有效。先进的基因技术能让我们近乎用“定制”的方式孕育宝宝。因为在今天，不仅可以有效阻断和修复“坏基因”，甚至能选出最优基因、编辑优化基因去孕育、培养出想要的宝宝。

2015 年，全球首例基因筛查试管婴儿在美国诞生，这意味着父母“定制”宝宝在技术上成为现实。这样在孩子出生前，父母便能够知道他们的相貌、天赋甚至性格。想象一下，未来生小宝宝，是不是可以根据喜好“定制”，还能选择性格、选择抗病性、选择体貌特征，甚至选择智力水平呢？

可见，在优生优育中，准爸爸、准妈妈在立足于环境和饮食的同时，还要懂得利用当下日益发达的基因技术，让孕育宝宝有强大的保障，轻松孕育一个好宝宝。

著者

2016 年 5 月

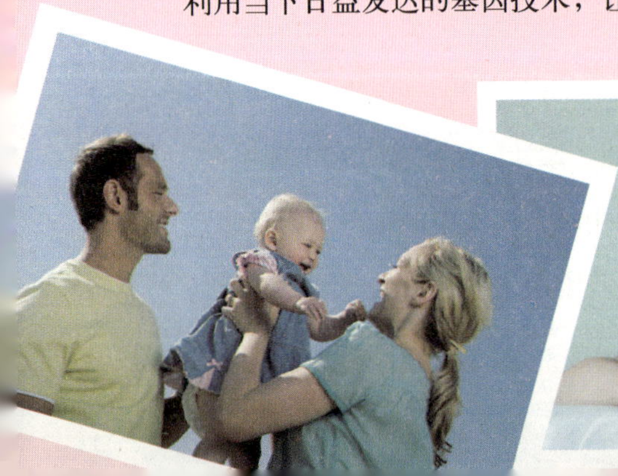

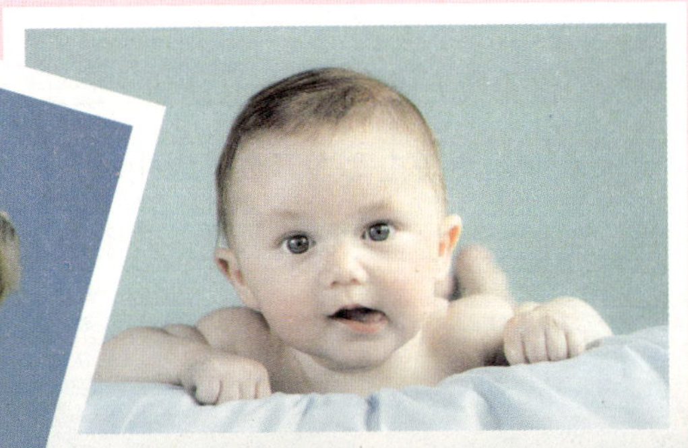

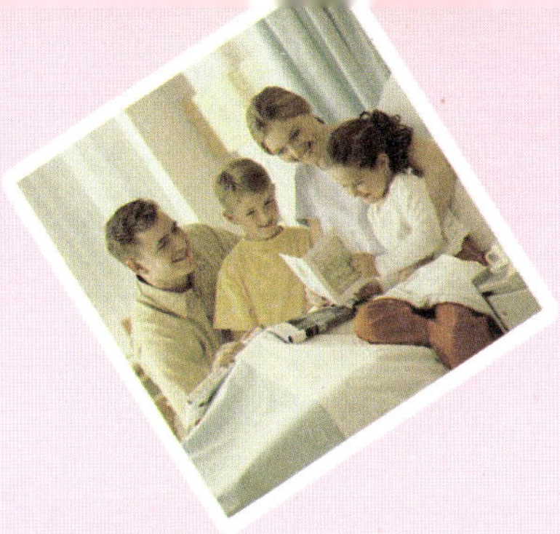

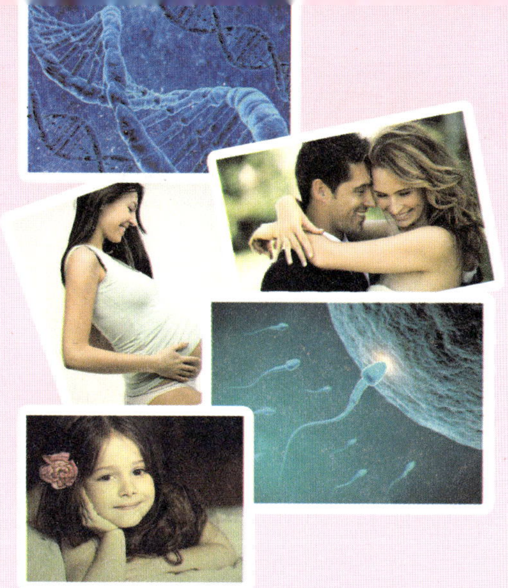

目 录

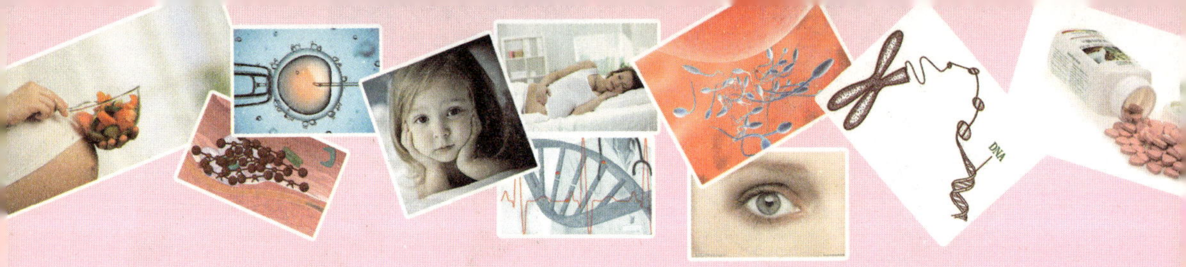

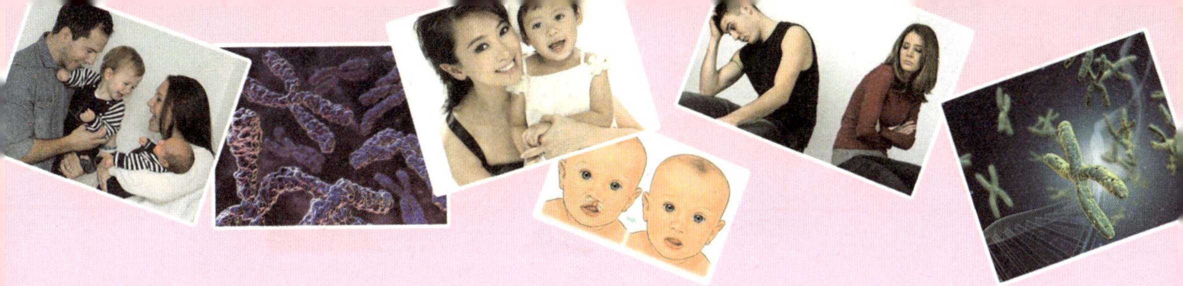

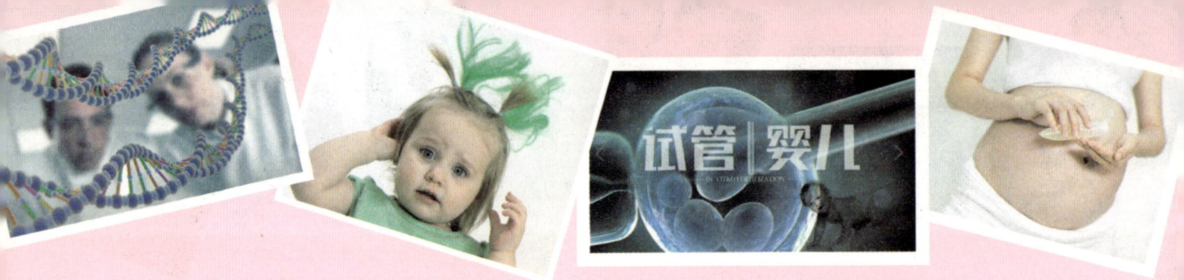
试管 婴儿

第一章

孕育新生命，父母要懂的基因常识

YUN YU XIN SHENG MING,
FU MU YAO DONG DE JI YIN CHANG SHI

基因支持着生命的基本构造和性能，储存着生命的种族、血型、孕育、生长、凋亡相关的全部信息。

人的生、长、衰、病、老、死等一切生命现象都与基因有关。它也是决定宝宝生命健康的内在因素之一。

爸爸、妈妈要知道，基因是具有遗传效应的DNA片段，在孕育新生命时肩负着重大使命，甚至影响宝宝一生。

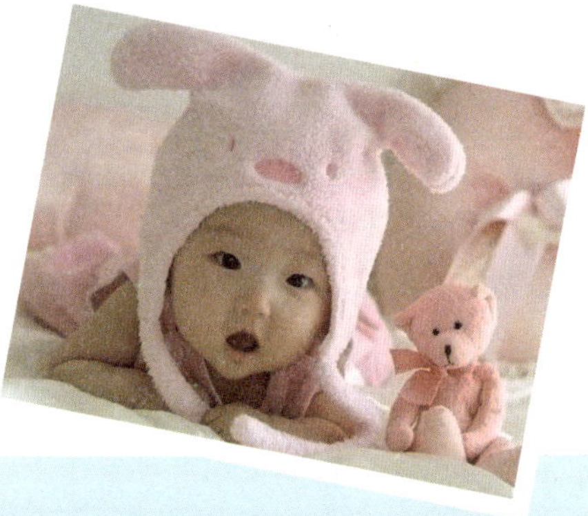

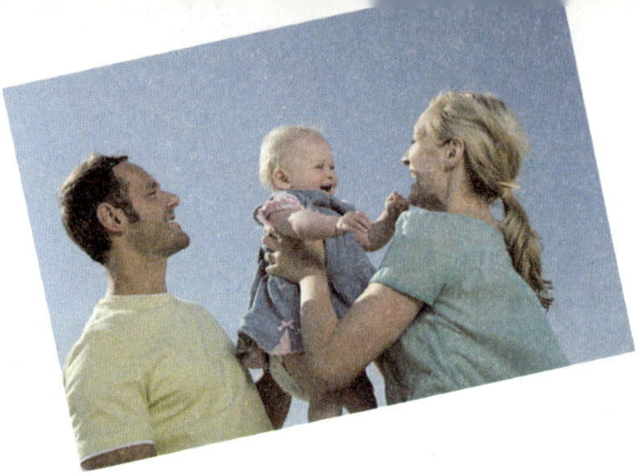

基因组计划的意义

双螺旋形 DNA

优生，不仅仅是吃好睡好

定制好宝宝

宝宝的特别身份证

可怕的基因突变

染色体畸变

遗病传

数学基因

遗传病

基因时代到来啦

音乐基因

胖瘦基因

基因

为什么很多宝宝会像父母

优生优育

染色体

男孩女孩

基因测序

保护基因

染色体病

一切优生优育都是为了保护基因的安全

基因组图谱价值连城

生命的“设计原图”

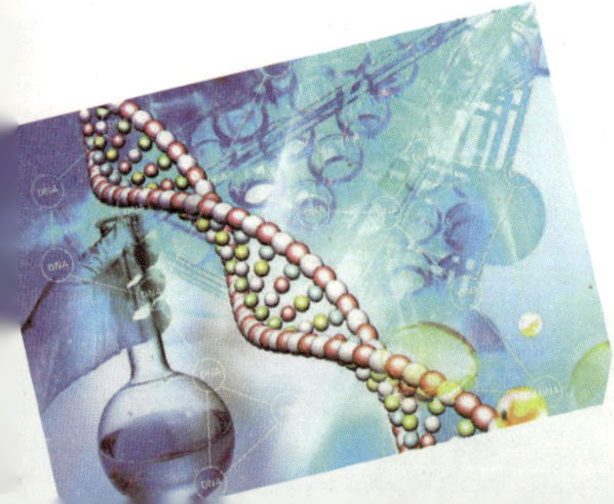

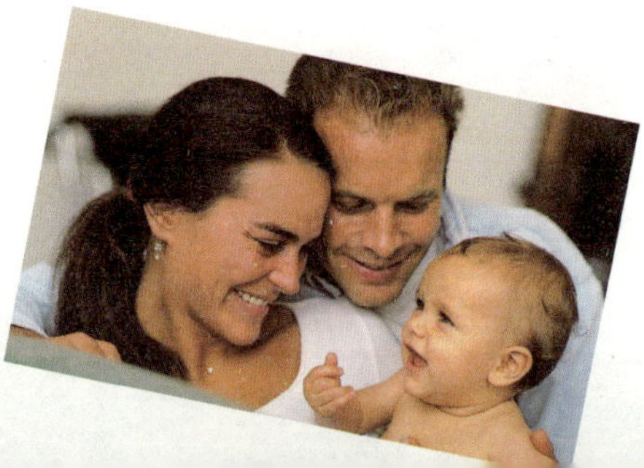

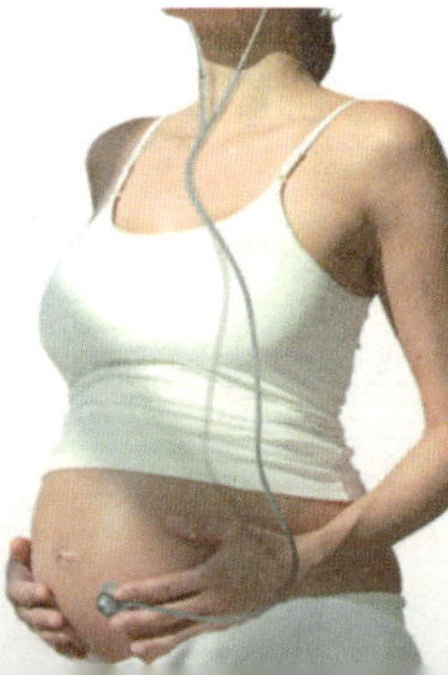

1. 宝宝的生命信息，全部储存在基因里

基因是奥地利生物学家孟德尔通过豌豆杂交实验发现的。

◆ **孟德尔简介**

孟德尔家境贫寒，因此去修道院做了一名修道士，但他从小热爱大自然，对生物科学有着浓厚的兴趣。他通过九个年头的豌豆实验发现了生物基因的存在，也由此被人尊称为“基因之父”。

◆ **基因的意义**

现在“基因”成了全球热门话题，也成为家喻户晓的时髦名词。因为基因是决定一个生物物种的所有生命现象的最基本的因子。人类繁衍后代，生儿育女，更离不开基因。哪里有生命，哪里就有基因。所以，准爸爸、准妈妈一定要了解基因。

基因是DNA（脱氧核糖核酸）分子上具有遗传效应的特定核苷酸序列的总称，是具有遗传效应的DNA分子片段。也就是说，宝宝和父母有关的遗传信息，都能在DNA上体现。

基因与优生必知常识

基因是一个大家族，家族内有很多成员。在宝宝体内，可能会隐藏着很多种基因，如数学基因、音乐基因、绘画基因等各种天赋基因。

爸爸、妈妈要注意的是，这些基因在宝宝出生时不一定能显现出来，它们需要在后天对宝宝进行有效的激发才能显现——说“人的潜能是无限的”，原因就在于此。

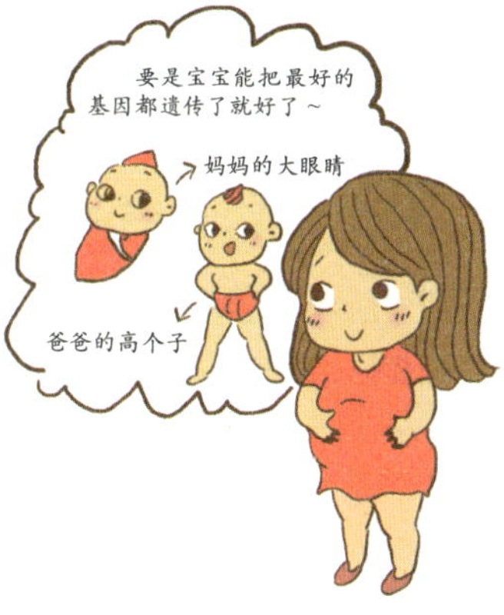

基因被称为遗传因子，是遗传变异的主要物质。

◆ 基因的功能

基因不仅可以通过复制把遗传信息传递给宝宝，还可以使遗传信息在宝宝身上得到表达。如不同人种之间头发、肤色、眼睛、鼻子等不同，都是基因差异导致的。基因储存着宝宝的种族、血型、孕育、生长、凋亡过程的全部信息。生、长、衰、病、老、死等一切生命现象都与基因有关。可以说，基因支持着宝宝的基本构造和性能。

在当今的遗传学发展中，无法治疗的常见病、传染病、遗传病的研究工作需要基因，研制医治人类各种疾病的新一代药物需要基因，今后对人类器官的再植需要基因，新兴生物基因产业的蓬勃发展更需要基因，优生优育也越来越依赖于基因了。

基因位于染色体上，并在染色体上呈线性排列。

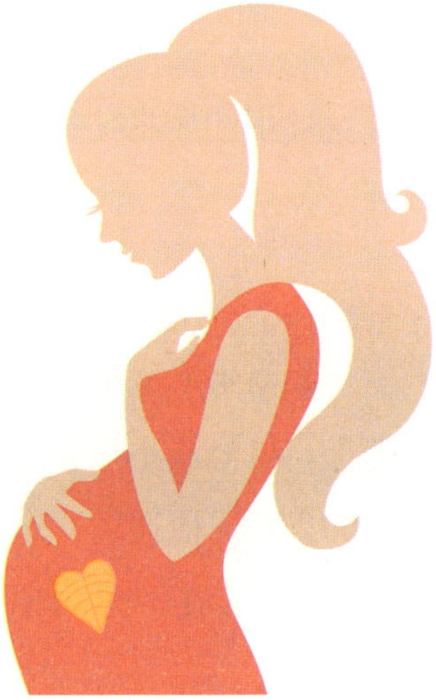

孕产小百科

如果配偶双方或一方有遗传病，那么他们的全部或个别宝宝就会承袭该遗传病，并且还会按遗传病规律一代一代地延续下去。

择偶之前是否需要调查一番呢

我们在选择结婚对象的时候，除了需要两情相悦以外，对其先进行一番遗传病调查是有必要的。

青年男女在选择另一半时，最好细心了解一下对方的家庭健康史，如果对方是遗传病基因携带者，那么准备怀孕的时候就得慎重考虑一下了。

2. 染色体蕴藏了生命的秘密

摩尔根的果蝇实验有力地证明了染色体是基因的载体，是基因的“家”。

◆ 摩尔根的实验

在1933年，科学家摩尔根的果蝇实验有力地证明了染色体是基因的载体。这种长长的、细细的、像蠕虫一样的细丝，存在于细胞核中，被称为染色体。这个名字源自希腊文的“彩色体”，因为科学家必须先用特殊的染料染色后，才能在显微镜下观察到它们。

◆ 什么是染色体

染色体是DNA(即遗传物质脱氧核糖核酸)的载体。在宝宝的体细胞中有23对染色体。其实，成人不论男人或女人都有22对常染色体，而另一对称为性染色体的则是男女不一样的。在女性的细胞中，一对性染色体的形态是相同的，称为X染色体，用XX表示。在男性的一对性染色体中，一条是X染色体，另一条较小而形态不同的称为Y染色体，用XY表示。

基因与优生必知常识

精子分离术已经使不少家庭受益。对于有进行性肌营养不良症、血友病等遗传病的男方，可以通过分离法将两类精子分开，取X精子进行人工授精，以避免该类遗传病的发生。因为这些病只发生在男性身上，采取一定的优生措施可降低这些遗传病的发生。对带有该病基因的夫妻来说，采用孕前性别选择，是极有价值的优生措施。

孕产小百科

孕前检查，真的很有必要吗

想要生个健康聪明的宝宝，孕前检查是必不可少的。通过孕前检查，可以排除一些疾病。如患有遗传性疾病、代谢性疾病、性病、妇科疾病、内科并发症、高血压、心脏病和肾脏病等，建议不要怀孕。

通过孕前化验检查还可以发现有无病毒感染，如果感染病毒后怀孕，会导致胎儿宫内感染。

在孕前接受检查及咨询，不但可以让准妈妈在最健康的情形下孕育下一代，也可以事先知道是否要做特殊的产前胎儿诊断。

◆ 染色体对新生命的意义

作为精子或卵子的性细胞，它们的分裂方式比较特殊，要经过两次分裂。在第 2 次分裂时，染色体并不分裂，因此性细胞所含的染色体只有体细胞的一半，即 11 条染色体，所以，精子就有两种类型：一种是性染色体为 X，另一种为 Y，而卵细胞中的性染色体只有 X。

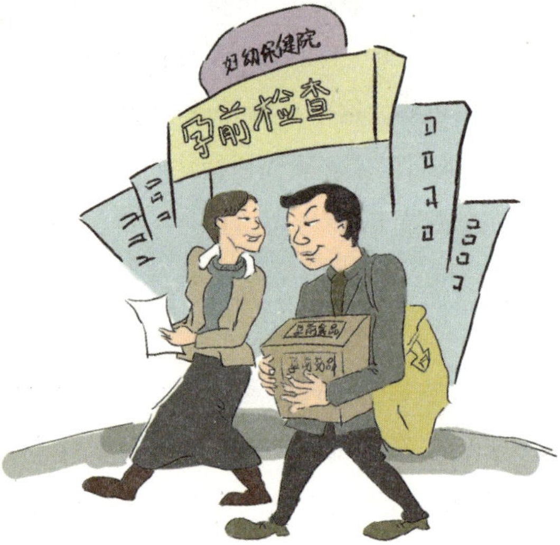

如果带有 X 染色体的精子与卵细胞结合，得到的受精卵（XX）就发育成女宝宝；而带有 Y 染色体的精子与卵细胞结合，得到的受精卵（XY）就发育成男宝宝。

好宝宝都是定制的

3. 双螺旋形DNA——宝宝的特别身份证

纵观DNA长链，令人惊奇的是，这数以万计的碱基其实只有4种，即腺嘌呤（A）、鸟嘌呤（G）、胞嘧啶（C）和胸腺嘧啶（T），因为它们都具有碱性，所以称为碱基。DNA两条链的对应碱基是按照A与T、G与C严格配对的，因此知道了其中一条链上的碱基排列顺序，也就知道了另一条的顺序。

◆ 双螺旋结构

有人说，DNA是宝宝的“身份证”，但它是什么样子的呢？DNA是遗传物质脱氧核糖核酸的简称。DNA分子的双螺旋结构是美国生物学家沃森和英国物理学家克里克在1953年描绘的。他们制作出DNA分子的双螺旋结构模型。由于DNA的结构比较特殊，所以DNA分子结构被称为“生命的螺旋天梯”，梯子的扶手是由一个个核苷酸组成的两条链，两条链的对应碱基拉手是天梯的踏板。有分析指出，一个体细胞的全部螺旋天梯约为2米。如果将一个人全部的DNA连接起来，可以在地球和太阳之间走80个来回呢！

基因与优生必知常识

对每个人来说，基因蕴含了所有的生命信息，并且具有唯一性。所以，在宝宝出生之后，不妨保存一份宝宝的DNA样本，这样，就等于取得了宝宝的一张“身份证”。有了这样的“身份证”，就等于拥有了宝宝的所有信息，其在身份确认和未来的疾病预防与治疗中起到无可替代的作用。

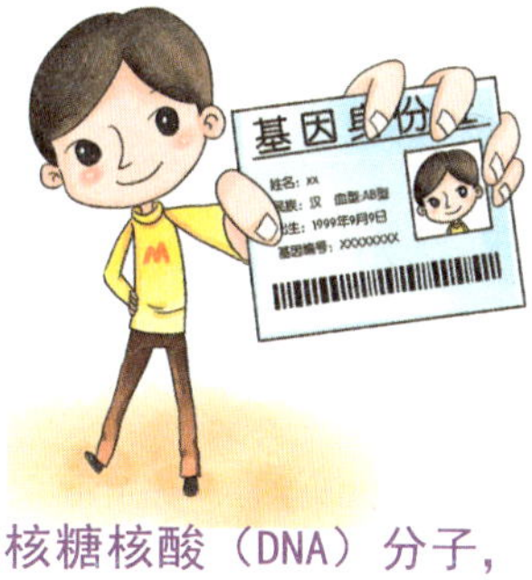

研究结果表明，每一个染色体含有一个脱氧核糖核酸（DNA）分子，每个DNA分子含有很多个基因，每个基因都是DNA分子的一部分。

◆ 遗传过程

科学家对DNA碱基排列的分析称为DNA序列分析。DNA分子中4种碱基将遗传信息编辑成“密码子”。每个“密码子”是由DNA分子中的4种碱基的任意3个字母组成，也就是说，3种碱基作为一个密码子决定一个氨基酸。每个氨基酸按密码指令连接起来，这就合成了蛋白质。DNA就是一连串核苷酸按照顺序连接起来的分子链，就是这些组成“密码子”的碱基绘编了生命“天书”。最令人惊奇的是，这部生命“天书”的“密码子”，竟是生物世界一概遵循的范本，大至鲸鱼，小至细菌、病毒，无一例外，全部通用。

23对染色体上的DNA分子在细胞分裂前都先将双螺旋慢慢打开，借助特殊的酶，以每条母链为模板，合成一条与它互补的子链，这就准确地复制了自己。细胞分裂时，每个复制的DNA分子整齐地排列成小棒棒状的“染色体”，接着两组染色体分别朝相反的两极运动，最后细胞一分为二。正是DNA分子的准确复制才保证了我们的遗传密码像拷贝一样准确无误地传给宝宝。

孕产小百科

优生优育我们还需要注意哪些呢

我们知道，一个人的智慧和能力是与遗传有关的。宝宝的特点来自于父母，父母将双方各自的基因遗传给后代，宝宝的健康状况和聪明程度等从一定程度上取决于父母的基因特点。因此，在选择配偶时尽量选择智力和能力与自己互补的为好，如：一方数学功底较好，具有很强的逻辑思维能力和分析能力，那么选择一位文学素养较高，语言表达能力较强，或者擅长音乐、舞蹈的伴侣，这样优劣互补会好些。除此之外，由于我们的肤色、高矮、胖瘦等外表特征各不相同，因此在选择对象时适当考虑一下这些外表方面的因素，取长补短，使后代能够均衡发育。

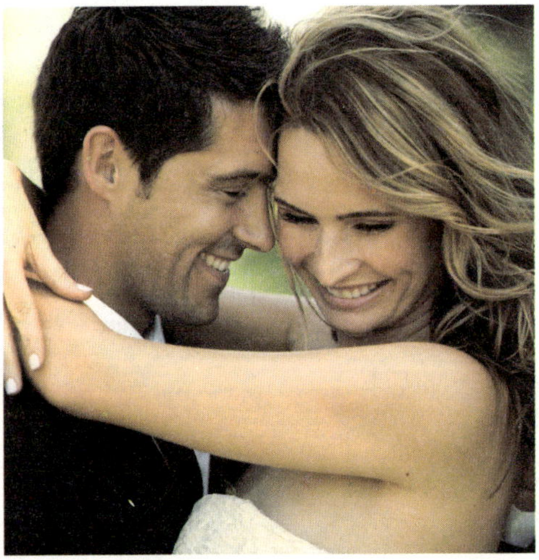

4. 基因组计划：揭开了生命的密码

要揭示人类生命的奥秘，就要分离、克隆、研究人体所有的基因。所获得的研究成果，会让宝宝一生受用。

◆ 基因，生命遗传的基本单位

人类基因组是人类的遗传物质（其化学本质是脱氧核糖核酸，简称DNA），包含所有的基因序列及非基因序列。基因是生命遗传的基本单位，人类基因组是由30亿个碱基对组成的。人类只有一个基因组，大约有2.5万个基因。

人类基因组计划，就是不再零敲碎打、瞎子摸象、一个一个地查找基因，而是用大撒网的方法，将人体的所有基因“一网打尽”，进行系统的研究。

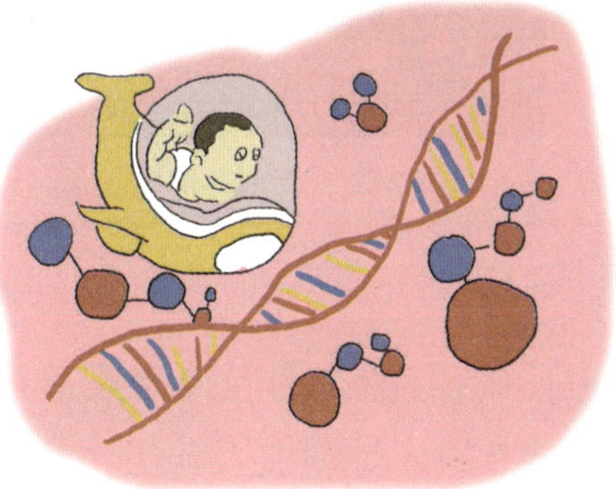

基因与优生必知常识

通过对人类基因组图谱的初步分析，科学家初步找出数百个致病基因，其中大多数遗传基因疾病来自男性。随着对人类基因组基因结构和功能及基因之间相互作用的深入研究，将从分子水平上揭示疾病的发病机制，为疾病的基因诊断、基因治疗和基因药物的开发提供有力武器。有人将人类基因组图谱比喻为“人体第二张解剖图”。人类基因组图谱则是一张分子水平的“人体解剖图”，将成为疾病的预测、预防、诊断、治疗及个体化医学的参考表，它为人类医学的未来展示了崭新的、激动人心的美好前景。

宝宝的每一个细胞中包含分别来自父亲和母亲的两套染色体，基因组就是每一套染色体上的全部基因，其基本组成是DNA。基因组包括有机体的全部遗传特征，是孕育宝宝所需的全部遗传密码或蓝图。

◆ 基因测序

人类基因组计划是美国科学家于1985年率先提出的，被誉为生命科学的“登月”计划，旨在阐明人类基因组30亿个碱基对的序列，发现所有人类基因并搞清其在染色体上的位置，破译人类全部遗传信息，使人类第一次在分子水平上全面地认识自我。这一投入为30亿美元的计划的目标是：为30亿个碱基对构成的人类基因组精确测序，找出所有人类基因并搞清其在DNA分子上的位置，绘制出完整的人类基因组图谱，从而最终弄清楚每种基因制造的蛋白质及其作用，破译出人类全部遗传信息。

基因测序也成了精准医疗的基础，使人类未来的疾病医治变得更简单、更有效。

孕产小百科

怎样规划新生命的蓝图

夫妻双方最好在怀孕一年前开始做准备，将身体、心理、物质等各方面因素调整到最优状态。同时，多留心观察周围的已生育夫妇，积累经验。如果由于工作或其他因素，准爸爸、准妈妈没有足够的准备时间，最少也应该留出半年的准备时间。在这一阶段，最好选择较为轻松安全的工作和生活环境，减少污染，营造乐达的心境。

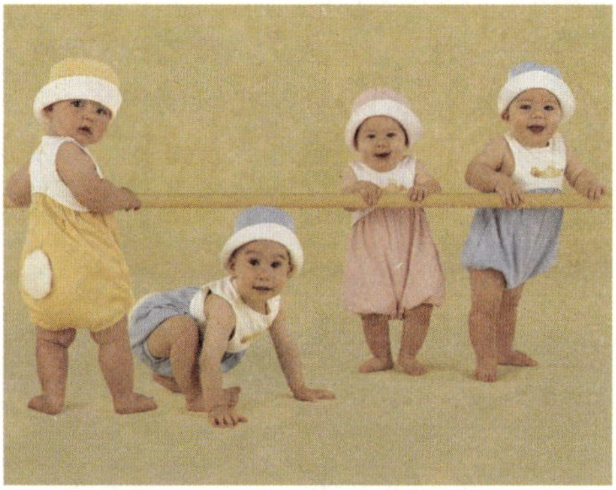

人类基因组计划是全人类的共同财富。国内外专家普遍认为，基因组序列图首次在分子层面上为人类提供了一份生命“说明书”，不仅奠定了人类认识自我的基石，推动了生命与医学科学的革命性进展，而且为全人类的健康带来了福音。

5. 认识基因组图谱对宝宝未来的意义

中国的基因技术发展得很快，其与几个发达国家一道处在世界领先地位。基因技术将为宝宝的成长保驾护航。

◆ 简化医疗程序

有“遗传学之父”之称的美国科学家詹姆士·沃森预言，在未来几年，**对个人进行基因检测将成为诊断疾病的常规手段之一，**医生们可以通过研究个人的基因序列，向携带不良基因的人士提出医疗建议，从而更有效地预防精神疾病、癌症、肥胖症和糖尿病等疾病。据悉，要实现这一目标，将主要取决于基因技术的进一步发展。

英国伦敦帝国学院的基因学专家詹姆士·沃森介绍说：“学院最初完成一个人的基因测序工作需要 20 名技术人员花费 9 个月之久。”但现在，这项工作只需要一个人花费 20 个小时左右就能完成。基因测序越来越简单，用时也越来越短。

基因与优生必知常识

基因组图谱对未来的医疗是颠覆性的革新。因为疾病是从基因开始的，相信将来的某天，病人到医院看病时，医生看病的程序不再是听诊器、问诊、开药方，而是首先打开光盘，检查几个可能涉病的“候选基因”，并把其重要的区域与涉及疾病的重要基因和位点搞清楚，再看看需要注意什么，因为基因组的情况不同，某种药物有人用有效，有人用就无效，甚至会有生命危险。针对个体差异，医生开出“定制笺”，通过个体化的药物治疗方案，就能减少或消除毒副反应，极大地提高疗效，从而治愈疾病。

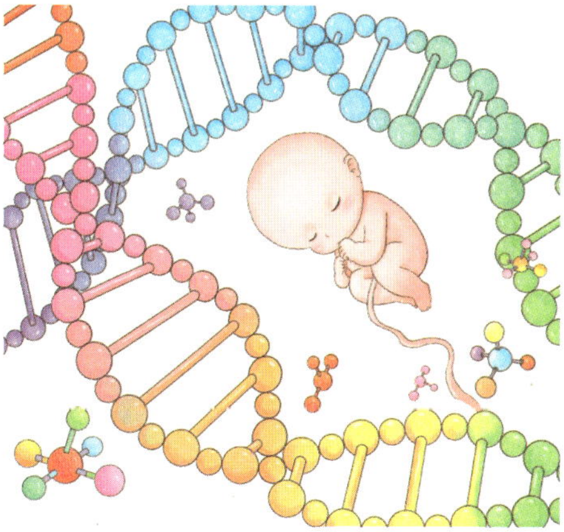

◆ 我国基因技术的发展应用

2007年10月，中国第一家“基因门诊”在浙江大学医学院附属第一医院开展疾病诊断以及预测性基因检测。基因检测的意义在于可确诊许多临床症状模糊、难以诊断的病人，了解其真正的病因，从而采用最适合该病人的治疗方案，以及帮助尚未发病的家属或高危人群提前发现疾病发生的风险，提早进行干预。

◆ 宝宝的“基因组身份证”

“一眼就把你看穿”也许听起来像一句玩笑话，但将来有了“基因组身份证”这张图谱，宝宝的体质如何、性格如何，既不需要体检，也不需要测试，可能测测他的基因就知道了，就真的有可能会被一眼看穿了。“基因组身份证”将记录一个人生命的全部奥秘。记录着宝宝特别优秀的基因，也记录着某些不良基因和基因缺陷，并指出将与何种疾病相关。还可以预测宝宝成年后是否会色盲，大概能长多高，会不会秃顶、发胖等，并对个体未来发生某种疾病的可能性做出科学的判断。如果宝宝属于某一疾病的高发人群，健康顾问将为他编写预防手册，从饮食、睡眠、运动等生活习惯方面着手及早采取个体化的预防措施，最大限度地降低发病率或把疾病消灭在萌芽状态，以达到防止疾病发生和提高生活质量的目标。

“基因组身份证”还可以记录宝宝将来的婚配注意事项（包括婚配对象的健康及性格等多方面的建议）。“基因组身份证”从出生时制作，一直伴随宝宝的一生，使宝宝走上聪明之路、健康之路和长寿之路。

孕产小百科

补充叶酸多久最好

一般认为，怀孕前3个月就应该补充叶酸，一直吃到怀孕后3个月，一共是6个月。怀孕前就开始服用的目的是为了使准妈妈体内的叶酸维持在一定水平，从而保证孕早期有一个较好的叶酸营养状态。因为此时体内需要大量叶酸，它是制造血细胞的重要物质，缺乏会引起贫血，还会使脸上出现妊娠斑。

6. 婴儿的基因图本：生命的“设计原图”

人类所有疾病都与基因 DNA 受损有关。所以，让宝宝有一套科学准确的“设计图”，对于未来诊断、治疗至关重要。

◆ 什么是“设计原图”

一辆好车出厂，一定备有详尽可靠的说明书：性能参数表达了车辆设计上的优缺点和性能；各种线路图及数字指标则是将来故障维修的唯一依据。一座建筑物，也一定备有详实可靠的设计图纸，即使百年之后，维护或者翻修也“有章可循”。那么，我们自己——人的“设计原图”是什么？生命，当然有“设计原图”！人的生命，来自于父母。毫无疑问，是来自于父母的遗传信息，造就了人的“生命原图”。基因是DNA中的一个有效片段。“生命原图”就是由此构成的一套无比复杂的“生命密码”。

基因与优生必知常识

一个生命诞生后，婴儿时期尚未受到外界环境的太多干扰和破坏，其基因结构相对保持着最纯净的基因版本。所以，婴儿时期的基因图本，是最接近于其自身的“原图”。同时这种“纯净”也是短暂的。因为随着宝宝的成长，基因会不断复制，其中的错误信息也就不断复制、传递下去；同时，由于环境污染、药物、病毒等对于身体即基因的干扰，尤其在婴童时期，大大增加了基因变化的概率，使生命离“原图”越来越远。所以，越早的生命体，它反映出的生命信息就越准确、科学，越有“原图”价值。

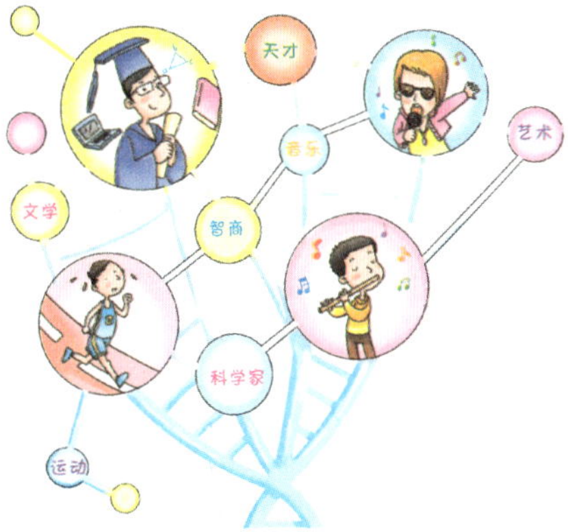

◆ 基因决定宝宝的一切

基因决定着人的生命过程：既决定着新生命的开始以及生长发育，也决定着生命正常死亡与非正常死亡的过程。

基因决定着人的生命特征，它决定着“性状特征的差异”，如高矮、胖瘦（培根基因）、外貌等；也决定着“行为特征的差异”，如“夜猫子”、抽烟酗酒、犯罪倾向（MAO）等；同时决定着“行为能力的差异”，如运动能力（ACTN3）、智力、天赋等；还决定着“健康体质的差异”，如免疫系统、排毒能力（GST）等。

所以，基因决定了宝宝的一切，它就是“生命原图”。人的先天会有“设计缺陷”即先天性疾病，如唇裂、先天性心脏病、苯丙酮尿症等。同时，很多“后天”疾病，如大部分癌症、糖尿病、高血压、精神病等常见病，是在生活过程中导致的，比如环境污染，导致基因受损或者突变。

所以，“生命原图”就像汽车说明书——有些是设计中自身带来的缺陷（先天性），有些是使用过程中出现的故障（后天获得）。而一旦出现故障需要维修（生病需要医疗），对照说明书就成为最为科学可靠的途径。

孕产小百科

胚胎时期什么组织结构发育最早

你了解胚胎的发育情况吗？告诉你，研究显示，胚胎时期神经系统发育最早，尤以脑的发育最为迅速。婴儿在刚出生时脑重平均为出生体重的10%～12%，而成人脑重则仅占其体重的2%～3%，可见在孕育过程中，神经系统和大脑是优先发育的组织。随着神经系统结构的发育，胎儿的听觉、视觉、运动等高级神经系统功能也开始逐渐发育。

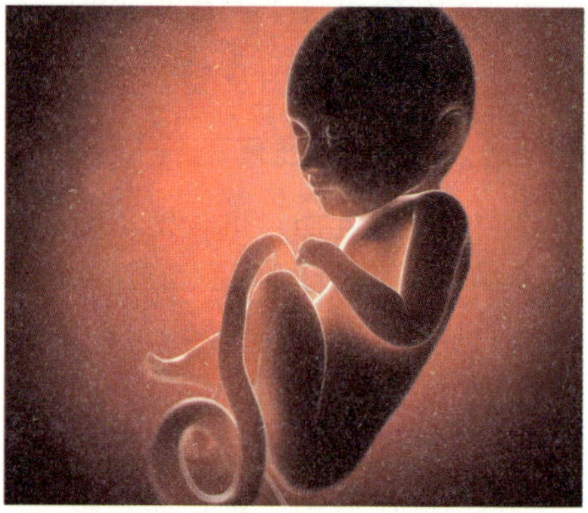

7. 基因突变：一把无形的“双刃剑”

基因突变是指由于种种原因引起的基因结构和功能上的改变。

对宝宝来说基因突变的原因包括内源和外源两种：内源一般指自发性损伤，外源则包括物理、化学、生物三方面因素。

◆ 基因突变的原因

基因突变是基因组 DNA 分子发生的可遗传的变异现象。从分子水平上看，基因突变是指基因在结构上发生碱基对组成或排列顺序的改变。基因虽然比较稳定，能在细胞分裂时精确地复制自己，但这种稳定性是相对的。

孕妇要注意避免接触高能辐射线，如紫外线、X 射线、环境毒物（有机溶剂、农药等），同时不吃被毒物（黄曲霉毒素、农药残留毒素、亚硝酸盐、防腐剂等）污染的食品，也不要受病毒感染（EB 病毒、乳头状瘤病毒等）等。肝癌、肺癌、胃癌、皮肤癌、白血病等都是由多个基因发生突变所导致的疾病。引起基因突变

基因与优生必知常识

宝宝出生时，可以说基因程序都已编好，但这一程序运行却可能因某一时间、某一环境因子的作用而大相径庭。

在结构上相同的一个基因，其最后的效应也不一定等同，说明基因的表达受外界因素的调节，也就是说，宝宝的基因会受环境、气候、食物、药物、生活方式、运动方式和心理影响而发生一定的变化。

目前日益严重的环境污染和不良生活方式，会攻击人体细胞核内的 DNA，造成基因受损发生突变。良好的居住环境、健康的饮食，能有效降低基因发生病变的概率。

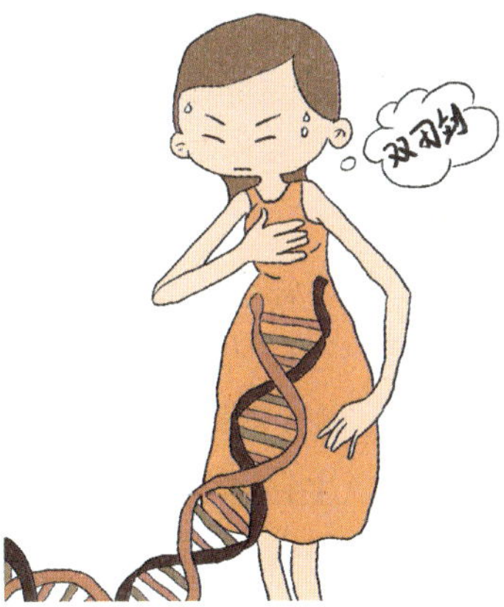

孕产小百科

为什么要胎教

生活在妈妈子宫内的胎宝贝是个能听、能看、有各种感觉的小生命，对于外界的各种刺激十分敏感。器官和组织也正在迅速发育，并在功能上逐渐生长完善，能对各种外界刺激做出反应，从而具备了接受教育的基础，此时真可谓胎教的天赐良机。如果准妈妈能不误时机地通过一些方法给予胎宝贝良性刺激，不仅可促进其各种感觉器官和大脑的发育，还有利于今后形成良好性格。

的所有因子总称为诱变剂。

从基因突变的原因看，我们就不难理解为什么强调准妈妈注意食品安全了。

◆ 基因突变的类型和特点

基因突变使正常的基因变成异常基因，相应地由它所决定的性状也随之发生异常，如人皮肤的颜色、身材的胖瘦、高矮等形态学特征的变化；也可以是抗病力、成熟期早晚等生物生理特征方面的变化；还可以引起新陈代谢、血液中化学成分等生物体内生物化学性质的一系列变化。

突变引起的变化是多种多样的。突变可分为有益突变和有害突变。如果突变特征朝机体有利方面变化，这种突变就对个体有利成为有益突变；相反，如果发生了对个体不利的突变则是有害突变。一般来说，生物的突变大多是有害的，而有害突变的个体往往被自然淘汰，但有些突变使生物体有可能产生出更适应新环境的新个体，并使新的特点经遗传性选择而得以巩固。按细胞类型来分，基因突变可分为生殖细胞突变和体细胞突变：生殖细胞突变指发生于生殖细胞并通过受精卵直接传给子代的突变；体细胞突变指在体细胞中发生和传递的突变。尽管体细胞突变不影响生殖细胞，其突变基因不会传递给子代，但突变的细胞会形成一群基因型与体内其他细胞不同的细胞，可引发疾病。

准妈妈要知道，基因突变就像一把无形的“双刃剑”。一方面，这无形的“自然建筑师”在遗传和变异规律支配下造就了地球上五彩缤纷、千姿百态的物种。生物多样性是地球上的生命经过数十亿年发展、进化、遗传、变异的结果，是人类赖以生存和发展的物质基础。另一方面，基因突变又可引起众多人类难以攻克的疾病。

8. 什么是染色体畸变和染色体病

染色体畸变包括染色体数目改变和结构改变。由染色体数目改变和结构改变引起的疾病称为染色体病。由常染色体异常所引起的疾病，称为常染色体病。

◆ 为什么要保护染色体

十月怀胎，“一朝分娩、母子平安”是每个准妈妈最大的愿望。但有时往往事与愿违，有些准妈妈或许根本没料到腹中的胎儿会因染色体病过早离开母体，不能完成胚胎发育。因此，广大育龄夫妇在怀孕前要了解染色体和染色体病，学会如何预防染色体病。

从前面叙述的内容已经知道，染色体数目和结构正常可以保证胎儿正常发育，是保证人体结构和功能正常的物质基础。但是，由于某些因素的影响，使细胞分裂过程中染色体变化出现错误，导致染色体数目和结构异常，称为染色体畸变或染色体异常。染色体异常将严重影响胚胎的正常发育，多数染色体异常的胎儿一般不能完成胚胎发育，过早地于母体子宫内停止发育，即使能完成胚胎发育并分娩，大多数也是染色体病的患者。

基因与优生必知常识

年龄在35岁以上的高龄孕妇生先天愚型等染色体病患儿的风险较大，需进行产前胎儿染色体检查。另外，有习惯性流产、死胎史的夫妇孕前应做染色体检查。

如果已确诊夫妇双方或其中一方有染色体异常（染色体异常携带者），怀孕后仍有可能出现流产、死胎或生育染色体病患儿的概率，因此妊娠到一定时间需进行产前胎儿相关检查。

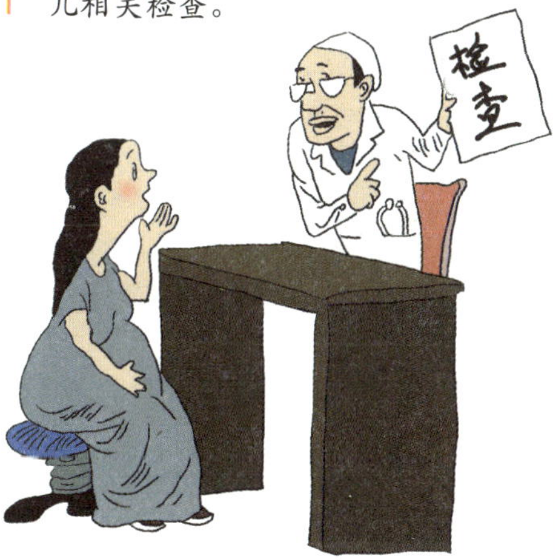

◆ 染色体病变的后果

由染色体异常导致的疾病，称为染色体病。现已发现人类染色体数目和结构畸变近万种。多数染色体病病情严重，有致死性，在流产胎儿中约有2/3是由于染色体改变而导致的，能分娩的染色体畸变的新生儿也表现出严重的染色体病症状。有些是表现正常的染色体异常携带者，其结婚怀孕后大多数有流产、死胎、死产和生产染色体病患儿的现象。

孕产小百科

孕妇为什么要注意营养

营养是胎儿生长发育的物质基础，也是孕妇维持身体各种代谢不可或缺的物质。妊娠期间孕妇除了维持本身代谢与消耗的所需营养外，还要供给胎儿生长发育的所需，所以妊娠期间孕妇对营养素的需要量多于平时。

孕期的营养不仅关系到孕妇自身的健康，更关系到胎儿大脑与体格的正常发育。比如，如果缺乏维生素D，那么就会影响胎儿骨骼的发育；如果缺乏DHA，就会影响胎儿的大脑的发育等等。因此，孕妇应该合理全面地摄入各种所需营养物质。

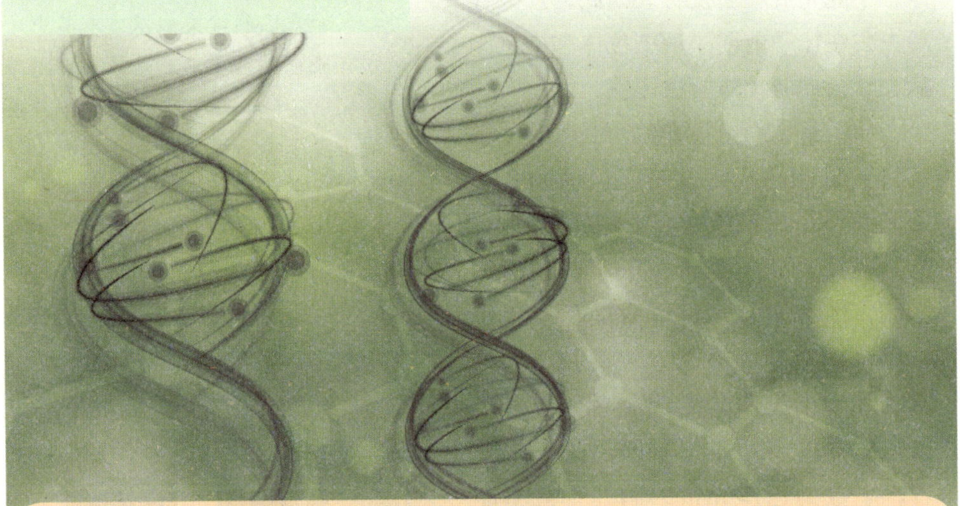

染色体病对宝宝乃至整个人类的危害极大，但随着科学技术的发展，我们已能在一定程度上预防染色体病。

9. 认识遗传：为什么宝宝会像父母

人类一代代繁衍，而体细胞中的染色体数目总是保持 46 条不变。所以，宝宝在很多方面会和他的父母相像。

神奇的 DNA

人们常提到“某某非常像他的父亲或母亲”、“这人既像父亲又像母亲”，这种子代与亲代（父母）表现出相似的现象称为遗传。“种瓜得瓜，种豆得豆”、“老鼠生儿打地洞”也是指的这种遗传现象。科学实验证明，染色体主要由蛋白质和脱氧核糖核酸（DNA）组成，决定遗传的神秘化学物质就是 DNA，人体细胞的遗传信息几乎全部编码在 DNA 分子长链上。脱氧核苷酸是小分子有机物，四种核苷酸都含有一个带 N 元素的化学基团（称为碱基）。碱基对的排列顺序（碱基序列）多种多样，碱基序列的多样性正是表现遗传多样性的基础。

生物所表现的形态结构、功能的特点称为性状（也称表现型），在群体中表现出明显差异的某类性状为相对性状，如卷发与直发、白化病与正常肤色。

遗传的实质

生命是靠什么使染色体代代相传的呢？原来生物在漫长的进化过程中，形成了一种完善的遗传机制，即通过细胞分裂来完成进化。代表动物

基因与优生必知常识

一般来说，优生主要受遗传和环境两大因素影响：一般人群中重要缺陷的发生率为 2% 左右，可以是体表畸形，也可以是内脏畸形。它的发生可能是遗传因素所致（约占 25%）；可能是环境因素所致，如接触化学物品、药物、放射性物质或各种感染（约占 10%）；也可能是环境与遗传的共同作用（约占 65%）。

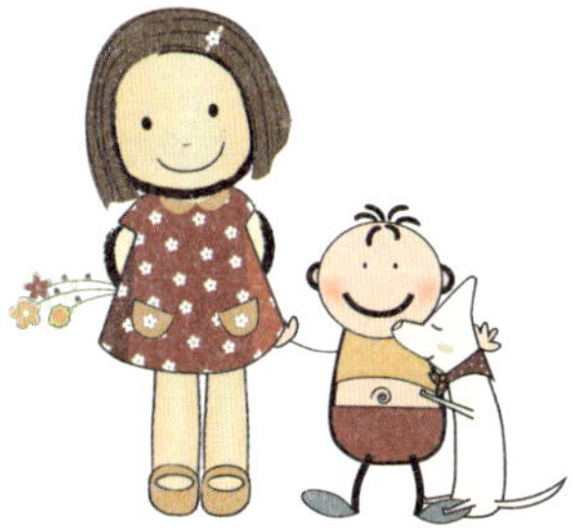

不同基因决定不同的遗传表现。

孕产小百科

胎教真的能促进胎儿大脑发育吗

胎教的内容更情感化、艺术化，集形象和声音于一体，可促进胎儿右脑的发育，使宝宝出生后知觉和空间感灵敏，更容易具有音乐、绘画、空间等鉴别能力，并使宝宝情感丰富、形象思维活跃。此外，胎教还有利于胎儿大脑潜能的全面开发。

由于胎教重视情感化和形象化，在一定程度上调动了左脑的功能，使左、右脑功能得到互补，胎儿出生后大脑的潜能得以更好的发挥和利用。

界最高级别的人类，由母细胞把染色体准确无误地传递给子细胞，也要通过细胞分裂来完成。这样，父母的生殖细胞就把染色体准确地遗传给了宝宝。

◆ 保证遗传准确性

人类众多细胞中，染色体数目都是46条，使细胞经过无数次的分裂后，染色体仍然保持结构和数目不变的原因，是由于体细胞有准确的分裂机制（即有丝分裂）。在两次细胞分裂的间隔期（分裂间期），每条染色体会准确复制1次，由1条复制成2条，使染色体数目增加1倍。当1个细胞分裂成2个细胞时，复制后的染色体均等地分成两半，分到2个子细胞中去。人体细胞中染色体有46条，复制后形成92条，然后分到2个子细胞中，染色体又恢复到46条。通过有丝分裂，染色体复制1次，细胞分裂1次，复制的染色体有规律而均等地分配到子细胞中，母细胞准确无误地将染色体遗传给子细胞。

带有23条染色体的精子和带有23条染色体的卵子结合，形成受精卵，使染色体数目又恢复到46条。这样父母便通过生殖细胞将染色体传给子代，这种传递一般是准确无误的。

因此，我们每个人细胞中的染色体，一半来自父亲，一半来自母亲，结合成23对染色体。这23对染色体控制宝宝的生长发育全过程。

机体的每个细胞染色体数目是相同的，而且结构和功能也相同。这样就保持了同种生物细胞染色体数目和结构的稳定，也就是保持了细胞中遗传物质数量和质量的稳定。

10. 遗传如何决定宝宝的血型

血型是由位于染色体上的基因决定的。

◆ 血型的秘密

我们都知道，父母会有很多特征遗传给下一代，其中也包括血型。因此，人们有时会从血型去判断宝宝的亲生父母。不过，有些人对血型遗传的规律不太了解。那么，我们如何通过爸爸、妈妈的血型去推算宝宝的血型呢？

◆ 决定宝宝血型的遗传因素

ABO 血型是由 A、B 和 O 三种血型基因所决定的，血型基因位于第 9 对染色体上。由于 A、B 是显性基因，O 是隐性基因，所以第 9 对染色体只要一条带 A 基因，无论另一条染色体相应位点上是 A 或 O 型基因，都表现为 A 型血。第 9 对染色体都同样是 O 基因才表现为 O 型血。如果第 9 对染色体上一条带 A 基因，另一条带 B 基因，就表现为 AB 型血。根据这个道理，一对配偶如果男方为 A 型血，女方为 O 型血，那么他们子女的

基因与优生必知常识

国际上通用的以英文字母来表示的 ABO 血型系统有 A、B、O 及 AB 四种血型。它们的区别在于各自的红细胞上所含抗原不同。例如，红细胞上有 A 抗原者为 A 型血，A、B 两抗原均有者为 AB 型血，A、B 抗原均无者为 O 型血。然而在 A 型血人的血清中天然含 B 抗体，B 型血人的血清中有 A 抗体，AB 型血人的血清中一般没有抗体，而 O 型血人的血清中有 A、B 抗体。由于抗原和相应的抗体混合时会发生凝集反应，甚至红细胞被破坏溶解而发生溶血，故输血时必须严格检验供血者与受血者的血型，以输入同型血液，否则将造成严重不良后果。

人体细胞含的 23 对染色体，其中一半来自父方，另一半来自母方，这些染色体分别携带着来自父母双方成千上万的遗传基因，以此代代相传。

血型遗传可能有两种组合，即3/4的人为A型血，其余为B型血。所以，子女的血型可以与母亲或父亲都不相同。

ABO三种抗原的遗传分别受三个等位基因控制，其血型基因就是复等位基因，在相对位点上可出现三种血型基因，即A、B或O，因而相对位点上基因总和为AA、BB、OO、AB、AO或BO六种组合形式，称为遗传式。A或B属显性基因，O属隐性基因，与上列遗传式相对应的表现型就为A、B、O、AB、A、B型，实际上就是A、B、O、AB四型。

在精、卵细胞结合时，父属和母属的相对染色体又配双成对，这样双亲某一性状的各半就遗传给子女，如父亲血型为A型，其遗传式为AO或AA，假定为AO，其半数生殖细胞内带有A型基因，另一半带有O型基因。母亲为B型，其遗传式为BO、BB，假定为BO，所生宝宝就可以为A、B、O、AB型。假定母亲为BB型，所生子女表现型就为AB型或B型。

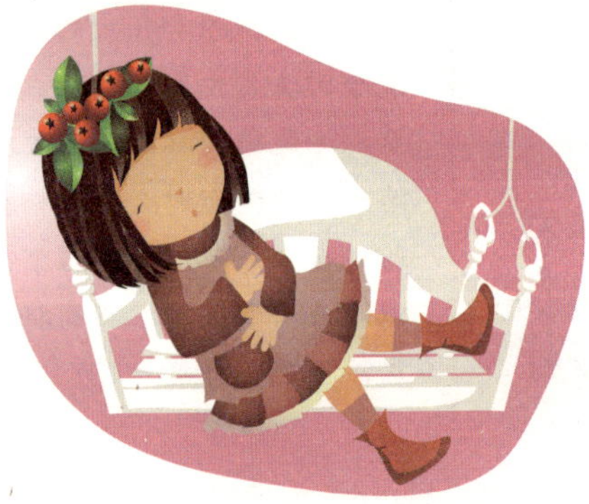

孕产小百科

生命，是从何时开始的

精子和卵子相遇后，“获能”的精子把顶体内的酶放出，这些酶融化了包绕卵子的透明带，为精子头部进入卵子开辟通道，使精子的核真正进入卵细胞。一般来说，只有一个精子能进入卵体。卵子和精子的细胞核融合在一起，受精卵便形成了。

精子和卵子融合时，精子的尾巴消失，头部膨大，形成一个含有46条染色体的细胞，这就是受精卵。受精卵中的23条染色体来自父方，23条染色体来自母方。在精子和卵子结合数小时后，受精卵复制了被称作脱氧核糖核酸（DNA）的物质，并一分为二，一个小生命就从这里开始了。

11. 要生健康宝宝，一定先了解遗传病

遗传病是指生殖细胞或受精卵的遗传物质改变（染色体畸变或基因突变）所引起的疾病。如果宝宝不幸患上这类疾病，一般来说是很难治疗的。

◆ 遗传病

遗传病可以是先天性疾病，也可以是后天性疾病；遗传病可以是家族性疾病，也可以是散发性疾病，但同一种遗传病一般有相似的特点。

基因与优生必知常识

目前发现的遗传病已超过3000多种。专家预测，每100个新生婴儿中便有3～10个患有各种程度不同的遗传病。

常见的10种遗传病分别是高血压、糖尿病、哮喘、抑郁症、血脂异常、胃癌、肺癌、大肠癌、乳腺癌和老年痴呆。

年轻的准爸爸、妈妈们，孕前应该检查一下自己是不是患有这些疾病，在准备要宝宝的时候防患于未然。

◆ 先天性疾病

先天性疾病指出生前即已形成的畸形或疾病。先天性疾病可以是遗传病。如白化病（单基因病），由于缺乏黑色素，出生时皮肤、眉毛、头发为白色。又如先天愚型，是由于染色体异常引起的，出生时即可检测出临床症状。然而，先天性疾病又不一定是遗传病，有些先天性疾病是由于孕妇在怀孕期受到外界致畸因素的作用而导致胚胎发育异常，但并没有引起遗传物质的改变，因而不是遗传病。例如，孕妇在怀孕期感染天花病毒，传染给婴儿，婴儿出生后便是麻子脸。又如，孕妇患肺结核而使用链霉素治疗，链霉素的不良反应可导致胎儿耳聋，出生后患先天性聋哑，这是环境因素引起的，不是遗传病。

◆ 后天性疾病

出生后发育到一定年龄逐渐形成的疾病称为后天性疾病。后天性疾病也

可以是遗传病，有些遗传病患者尽管在受精卵形成时从父母那里得到了异常的染色体或突变基因，但出生后一段时间内并不表现出症状，只有到一定年龄才表现出临床症状，如假性肥大型肌营养不良症患者，一个人通常要到 4 ~ 5 岁或更迟时才出现临床症状。在分析遗传病时，不要错误地认为先天性疾病就是遗传病，而后天性疾病就不是遗传病。

◆ 家族性疾病

由于遗传病的遗传性，尤其是显性遗传病，在家族中通常表现出遗传病的家族聚集现象，即在同一家族中有多个成员（两个或两个以上）患同一种疾病。但有些家族性疾病并不都是遗传病，而是环境因素引起的，因为同一家庭成员生活环境相同。因此，有可能同一家庭的多个成员因为受相同环境因素的影响而患相同的疾病，这不是遗传病。

◆ 散发性疾病

无家族聚集性的疾病，即在家系中某代人只出现一个或少数几个患者，不是代代相传。

尽管遗传病具有遗传性，但由于特定遗传病在子代当中有一定的发病比例，隐性遗传病往往是成对致病基因才发病，假若成对的基因中只有一个是隐性致病基因，另一个为正常显性基因，则表现正常显性基因的作用，即为表现正常的携带者，家庭中发病概率低而看不到家族聚集性现象。

孕产小百科

遗传病可以彻底阻断吗

有对夫妻的儿子 10 岁，经诊断患有杜氏肌营养不良的遗传病，确定是 DMD 基因发生突变后引起的。这对夫妻是女方家族带有致病基因。

专家在这对夫妻知情同意的情况下，为这对夫妻进行孕前诊断，通过对他们的儿子进行基因确定，得知女方家族的遗传病是由于 DMD 基因第 48 外显子发生了缺失造成的。专家筛选出基因正常的 6 枚胚胎，并移植了其中一枚优质胚胎，获得了临床妊娠。

妊娠四个半月后，通过脐带血对胎儿进行产前诊断，胎儿第 48 外显子正常，由此断定胎儿完全健康。不久，一个完全健康的宝宝诞生了。

先天性疾病不一定是遗传病，后天性疾病也不一定不是遗传病。

第二章

阻击坏基因，别让遗传病害了宝宝

ZU JI HUAI JI YIN,
BIE RANG YI CHUAN BING HAI LE BAO BAO

很多年轻的准爸爸、准妈妈只知道基因是具有遗传效应的DNA片段，但不知道基因在孕育新生命时肩负着重大使命，会影响和决定宝宝一生。

受精卵或母体受到环境或遗传的影响，引起的基因异常所形成的疾病，称为遗传病。如白化病、色盲、智力缺陷、精神分裂症、平足、畸形……家族含有遗传病基因的近亲或有共同血缘关系的夫妇也有高于常人百分之几的概率生下遗传病患者。在过去遗传病是难以诊断和治疗的。少部分严重的病会发生一定的遗传。父母的血缘关系越近产生遗传病的概率越高，血缘关系越远概率越低。

遗传病分为家族遗传病和普通遗传病。

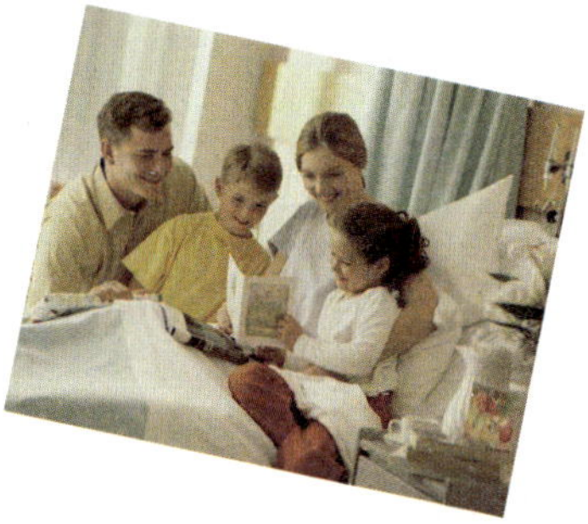

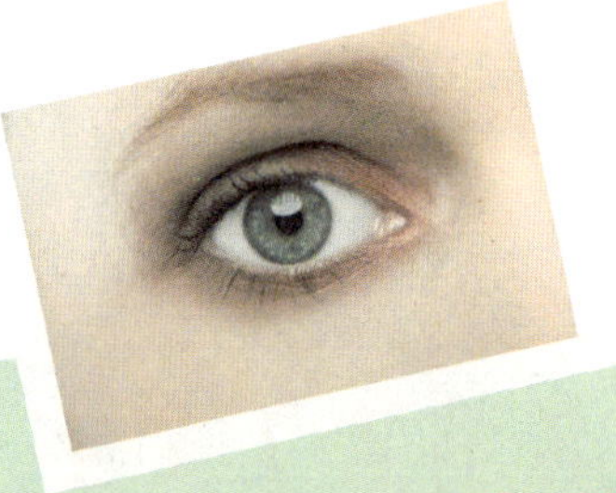

优生优育从选择对象开始

宝宝害怕坏基因

X连锁隐性遗传病

婚检

我要做妈妈啦

保证基因的质量

常染色体显性遗传病

多基因遗传病的因素

该和什么样的人结婚生子

家族色盲

母系遗传

修复基因

婴儿“定制”

X连锁显性遗传病

常染色体隐性遗传病

血友病

禁止近亲结婚

为什么选择胎儿性别

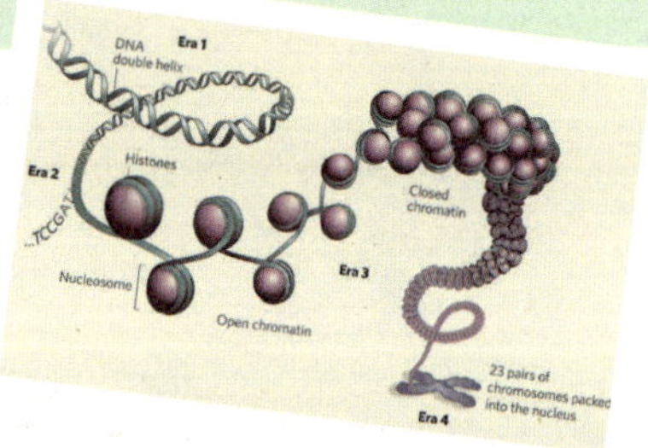

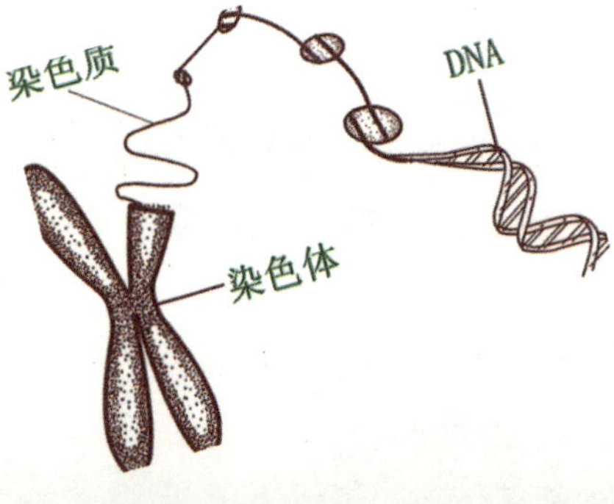

1. 选择“正常人”结婚，减少常染色体显性遗传病

正常人与有常染色体显性遗传病的患者婚配，所生子女的发病危险为 50%。所以，在准备生宝宝之前，一定要进行必要的婚检，便于采取一定的手段，防止遗传病患儿的出生。

◆ 常染色体显性遗传病

常染色体显性遗传病是遗传病的一种，表现为骨骼发育不全、成骨不全、马凡氏综合征、视网膜母细胞瘤、多发性家族性结肠息肉、黑色素斑、胃肠息肉瘤综合征、先天性肌强直等，这类遗传病的显性致病基因在常染色体上。在患者的家族中，每一代都可以出现相同病患者，且发病与性别无关，男女都可发病。

◆ 预防方法

常染色体显性遗传病家系中正常人的预防方法是：根据常染色体显性遗传病父母双亲无病时子女一般不发病的特点，有常染色体显性遗传病家系中的正

基因与优生必知常识

产前筛查是对孕妇进行怀有某些先天性异常胎儿的“危险”程度的筛选，也就是通过一定的检测方法筛查出妊娠染色体病和其他异常胎儿的高危人群。

根据筛查结果再做进一步产前诊断（胎儿染色体检查），采取阻断异常胚胎发育等措施，防止染色体病患儿出生，从而达到预防染色体病的目的。

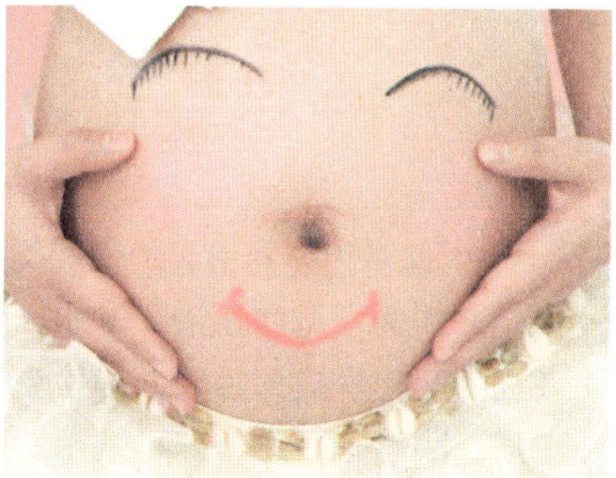

通过各种检查检出的不正常胎儿，如遗传病和畸形胎儿，应做人工流产，终止妊娠，杜绝患儿足月出生。

常人不用担心子女发病，不要有精神负担，可以正常地恋爱、结婚、生宝宝。条件是必须选择正常人结婚。事物不是绝对的，如果新发生突变也会出现患者，但可能性很小，因为基因突变率很低，基因突变率一般为1万～100万生殖细胞。

常染色体显性遗传病家系中患者的预防方法是：常染色体显性遗传病患者至少含有一个致病基因（如BB、Bb），多数人是Bb。如果某人是患者则必须明白，自己有致病基因，而且有1/2的概率传给每个子女，每生一个子女都有1/2的可能患病，因此怀孕时要积极防范。

孕产小百科

如何防止白癜风遗传

白癜风患者在怀孕期间要合理膳食、添加饮食量、防止过多忌口，并在医师的指导下，补充适量维生素和微量元素，除了合理膳食、加强营养外，还应禁用抗肿瘤药、免疫抑制剂、某些抗生素，并禁止进行光疗，避免使用一些刺激性很强的药物。

另外，白癜风与遗传有一定的相关性，但遗传因素只占发病因素的很小一部分。宝宝后天的环境因素也起着重要作用。一般遗传因素与环境因素都具备才会发病。所以，即使存在遗传，其传给下一代的概率远不像其他遗传病那样大，上下代直系亲属均发病者更为少见。

预防的方法

A. 夫妇双方之一患有外观畸形的疾病，怀孕到一定时期，要做产前超声波检查（如B超检查）或胎儿镜检查

B. 属基因突变引起的代谢类疾病，产前进行母体血液、羊水、胎儿血液等化学成分检验，如检查蛋白质、酶等是否正常，可判断胎儿正常与否

C. 父母双方之一患有严重的常染色体显性遗传病，子女发病概率高，最好不生育，可领养子女

2. 禁止近亲结婚，减少常染色体隐性遗传病

常染色体隐性遗传病常见于父母为遗传病携带者，宝宝要是患病，大都发生在近亲结婚的家庭。

◆ 常染色体隐性遗传病

由常染色体隐性致病基因控制的疾病称为常染色体隐性遗传病（AR）。与常染色体显性遗传病相反，用小写字母表示致病基因，大写字母表示正常基因。例如，白化病是常染色体隐性遗传病，用 a 表示白化病基因（隐性），而用 A 表示正常基因（显性）。基因型 AA 和 Aa 个体表现正常，aa 表现出白化病。Aa 虽然表现正常，但带有致病基因，为致病基因携带者。

夫妇双方均患有相同的严重常染色体隐性遗传病，如先天性聋哑、苯丙酮尿症、白化病、半乳糖血症、肝豆状核变性等，不宜生育，因为其所生子女肯定均为同病患者。

基因与优生必知常识

有许多因素会影响到一种遗传病的表达、外显率、发病时间及其严重程度。如果是对于细胞或器官的结构和功能极为重要的某个基因，一个突变就可能导致胎儿在妊娠数天或数周内死亡，而相对不那么严重的突变则可能导致妊娠后期的胎儿死亡，或者是一些只有在出生时才变得明显的严重缺陷。

那些生来就患有碎骨病（成骨不全）的儿童，许多骨骼可能在分娩的过程中就被折断。相比之下，导致同一种疾病的其他基因突变在中年之前却很少表现出外在的征象。

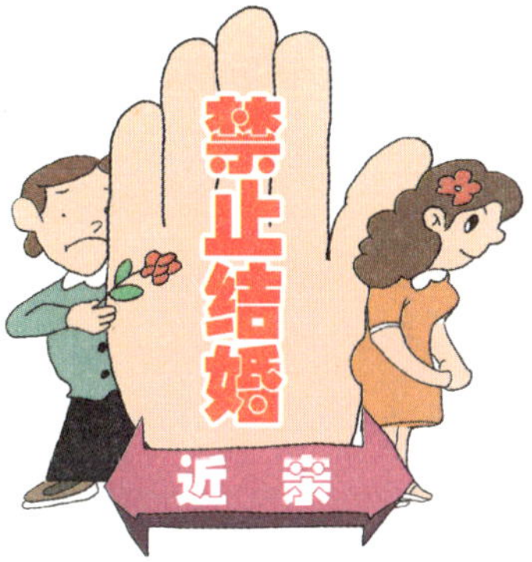

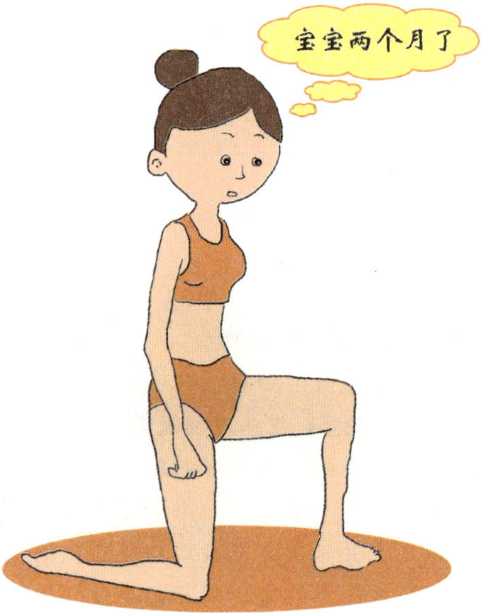

孕产小百科

孕妇为什么要适量运动

孕期适当的活动和运动，对母体和胎儿双方都有好处。在母体方面，适当的活动和运动，可使准妈妈的身心舒畅，保持良好的心理状态；可促进血液循环和增强心肌收缩力，增加氧气的摄取，促进新陈代谢；可使消化液分泌增多，有利于食物的消化、吸收和利用。在胎儿方面，由于胎儿与母体血脉相连、息息相关，因此，准妈妈适当的活动和运动，可使血液循环增强，也增加了对胎儿氧气和营养的供给，促进胎儿大脑和身体的发育；母体进行适当的户外活动，晒晒太阳，有利于胎儿的骨骼生长发育。

◆ **宝宝如何预防遗传病**

预防的主要办法是避免与同种疾病的携带者婚配。**预防方法一：**两个家族如有同一种常染色体隐性遗传病，那么这两个家庭的成员之间不宜婚配，如果婚配，可能因为双方都是同种疾病的携带者而生出带有此类遗传病的宝宝。**预防方法二：**避免近亲结婚，近亲结婚的双方多是同种疾病的携带者，其子女患病概率比非近亲结婚者高。如果父母都是同种疾病的携带者，其子女发病风险可达 1/4。

凡带有致病基因，而表现正常的人均为携带者，携带者可将致病基因遗传给后代。两个携带者结婚，宝宝发病风险为 1/4，正常宝宝有 2/3 的可能性是携带者。因此，携带者是宝宝患病的潜在危险。

3. 用科学手段选择胎儿性别：预防 X 连锁显性遗传病

为避免 X 连锁显性遗传病，妻子怀孕后，可以进行合法的产前性别鉴定，如果胎儿是男孩且正常，可让其正常发育和分娩；如果胎儿是女孩，多是遗传病患者，父母应该慎重选择是否终止妊娠，以免给家庭和社会带来不利。

一些性状或遗传病的基因位于 X 染色体上，其性质是显性的，这种遗传方式称为 X 连锁显性遗传，这种疾病称为 X 连锁显性遗传病。

◆ 为什么选择男孩能规避遗传病

由于患者的显性致病基因在 X 染色体上，所以患者中女性多于男性。女性患者的后代，不论儿子还是女儿，均有 50% 的发病危险成为相同病患者，故不宜生育。而男性患者的后代，女儿 100% 患病，儿子正常，因而可生育男宝宝，限制女宝宝。

基因与优生必知常识

我们每一个人都携带有许多有害的“突变”基因，但并不表现出疾病的征象。机体无明显可见效应（或效应极微）的基因缺陷称为隐性缺陷。由于我们的基因都是成对遗传的（各来自父母一方），即使其中一个出现了缺陷，剩下的那一个基因往往也能产生足够的蛋白产物来维持机体的稳定，而不至于表现出任何疾病迹象。如果是亲属关系（比如第一代堂表亲或叔侄女），那么他们携带同一缺陷基因的可能性会显著地提高。

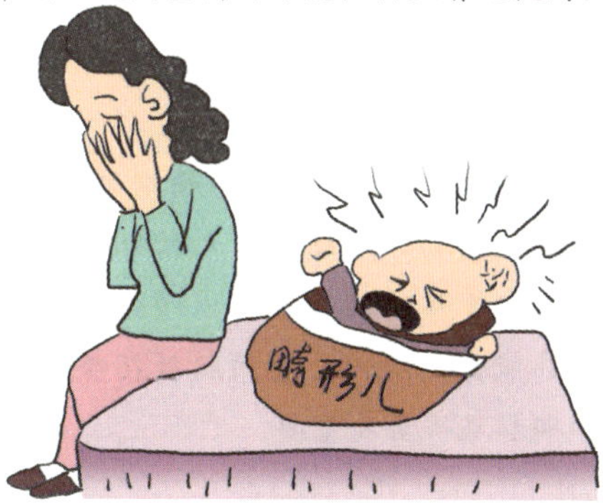

◆ X 染色体显性遗传病家系中正常人的预防

与常染色体显性遗传病相同，若父母是正常人，没有显性致病基因传给宝宝，宝宝一般不发病。有 X 连锁显性遗传病患者家系中的正常人只要选择与正常人结婚，不用担心宝宝发病。因此，不要有精神负担，可以正常地恋爱、结婚、生宝宝。

◆ X 连锁显性遗传病家系中患者的预防方法

X 连锁显性遗传病发病存在性别差异，除了常染色体显性遗传病产前检查内容和预防方法外，还应做性别鉴定（超声波检查、性染色体检查等）。选择性别生男或生女，可预防遗传病发生，如父亲患有 X 连锁显性遗传病，所生女孩 9% 发病，所生男孩 100%正常。

由此可见，X 连锁显性遗传病通过选择生男或生女，可起到良好的预防效果。

孕产小百科

什么是运动胎教

孕妈妈及胎儿进行适宜的体育锻炼，促进胎儿的大脑及肌肉的健康发育，有利于母亲正常妊娠及顺利分娩，称为运动胎教。

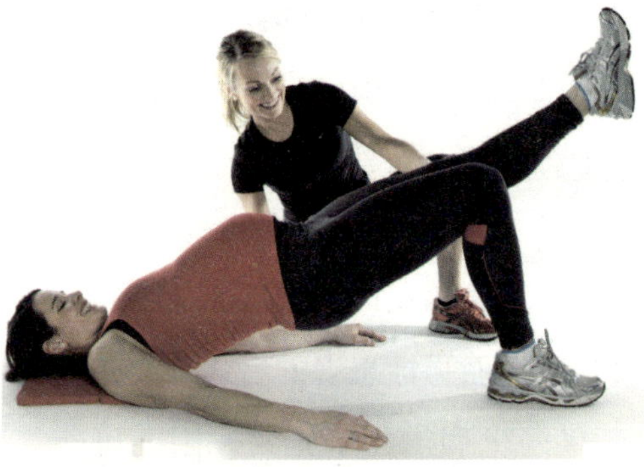

人的功能是“动则盛、惰则衰”，只有通过运动才能使人吸入新鲜的氧气，排出身体内的废物，以增强身体的抗病能力。所以，运动胎教在整个妊娠期都显得至关重要。

4. 利用性别差异，预防X连锁隐性遗传病

合法地通过产前性别鉴定，选择性别生育，可预防遗传病X连锁隐性遗传病的发生。

X连锁疾病的相关常识

X连锁疾病的女性携带者在两条X染色体上都带有害基因的情况非常罕见。然而，就算是突变基因的单倍剂量效应，也可能表现出一些不好的征象。如果是杜氏营养不良，患者很可能出现行走乏力的症状，在白天劳累后，这种症状可能逐渐明显。即使患者的小腿肌肉看上去似乎发育完好，也有可能在爬楼梯或跑步的时候出现乏力。在那些携带有杜氏营养不良基因的母亲中，多达84%的人会出现某些心脏异常表现，包括心电图改变、可能导致严重后果的心律紊乱倾向、心腔扩大以及心衰等。

如果某人的家族中曾出现过这种疾病，请注意，即使是这里所描述的那些征象的细微表现，也应立即找心脏病专家进行咨询，以安排一年一度的监测并进行适当的先期预防和治疗。如果你是携带者，这些知识和举措就有可能挽救你的生命。

基因与优生必知常识

在许多病例中，同一致病基因上的突变形式在不同的父母间可能不尽相同。在这样的情形下，疾病还是会显现出来，只不过与预期的表现有些不同罢了。

如果一名女性在某条X染色体上带有一个缺陷基因，那么她将此缺陷基因遗传给儿子和女儿的概率各为50%，获得X连锁缺陷基因的女孩同时也从父亲那里取得了一个正常的配对基因。这样的女孩就成了携带者，她大致能保留这两个组合基因正常功能的一半。

◆ X连锁隐性遗传病家系中正常人的预防

具有该类疾病家族中的正常男孩，不会有致病基因，可正常结婚生宝宝。家庭中表现正常的女孩有两种可能：一种可能是基因型、表现型都正常；另一种可能是携带者，尤其是其父亲是患者的女孩，有可能只是表现正常，但却是致病基因携带者。因为女孩是否为携带者，从表面上看不出来，所以在X连锁隐性遗传病家系出生的女孩，待结婚怀孕后须接受产前检查，根据产前检查结果选择性别生育。父亲是患者的女孩，一般都是携带者，待结婚后建议尽量选择生女孩，如果生男孩则有1/2的概率患病。

◆ X连锁隐性遗传病家系中患者的预防

X连锁隐性遗传病发病存在明显的性别差异，如果父亲是患者、母亲正常，他们所生女孩100%是表现正常的携带者，男孩100%正常，所以母亲怀孕时应做性别鉴定，最好选择生男宝宝。母亲是患者、父亲正常，他们所生女孩100%是表现正常的携带者，而男孩100%患病。由于X连锁隐性遗传病的女性患者很少，所以这种情况少见，如果是这种情况，当然以生女孩为好。如果已知母亲是致病基因携带者，生育男宝宝有1/2患病概率，应选择生育女宝宝。

孕产小百科

影响胎儿发育的常见因素

1. 生活接触，主要通过环境介质(如空气、水、土壤等）、食物以及其他生活接触而影响胎儿的发育。

2. 职业接触，主要是在工作过程中接触各种对胎儿发育有影响的化学物质或放射性物质等。

3. 母体感染，母亲患风疹、乙型肝炎、流感及腮腺炎等病毒感染，或者弓形虫感染等，都会影响胎儿的发育。

4. 药物，通过直接摄入或接触（注射）后，其不良反应也会影响到胎儿的发育。

5. 其他有害物质，如来自电脑、空调、微波炉、电热毯、手机等电子产品的电磁辐射，对准妈妈和胎儿的影响尤其严重。

5. 遗传和环境：影响多基因遗传病的两个因素

遗传因素决定了胎儿或婴儿个体是否易于患病，而环境因素对发病也起到重要的诱发作用。所以，准爸爸妈妈一定要注意选择和维护好育儿环境。

◆ 多基因遗传

人类有些遗传病的遗传基础不是受一对基因的影响，而是受多对基因影响而产生的遗传病，这类遗传病称为多基因遗传病（也可简称多基因病）。这类遗传病除了基因作用外，还受环境因素的影响。多基因遗传病是遗传因素和环境因素共同作用的结果。

精神分裂症、躁狂抑郁性精神病、重症先天性心脏病和原发性癫痫等多基因遗传病，发病机理复杂，遗传度较高，危害严重，患者不论男女，后代的发病危险大大超过 10%，均不宜生育。

多基因遗传病由多个致病基因决定，发病率高，有些是常见病，因此预防工作更为重要。预防工作针对引起多基因遗传病的两大因素进行预防。

基因与优生必知常识

事实上，很多的医学病症以及特定的出生缺陷就是来源于环境。环境因素可以是饮食、感染、职业暴露、毒素、药物和季节（很可能是病毒），也可以是其他类似的东西。很多其他的常见出生缺陷也属于这种类型。例如，唇裂和腭裂、心室之间有孔洞（称为室间隔缺损）的心脏缺陷，以及先天性髋关节脱位等。

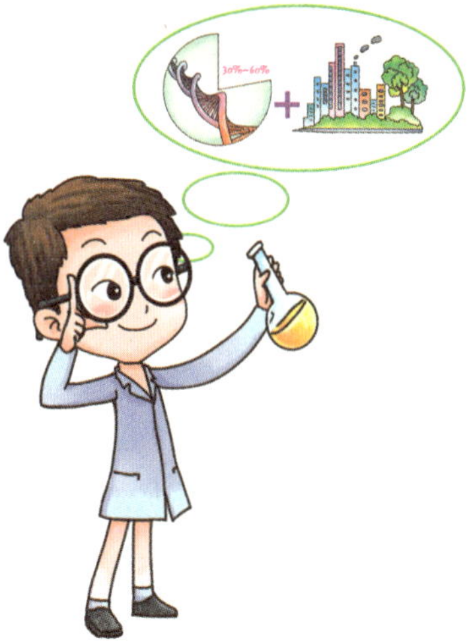

◆ 从遗传因素预防

根据多基因遗传病致病基因的累加效应，以及遗传度高的家族成员发病率高等特点，应从三个方面预防多基因遗传病。

1. 严禁近亲婚配，尤其有多基因遗传病的家族成员间更不能近亲婚配，如果一个家族含较多致病基因，该家族成员近亲结婚，所生子女势必发病率更高。

2. 遗传度高、病情严重、家族中发病人数多的多基因遗传病家族的正常成员携带较多的致病基因，不能与类似情况的家族成员结婚，彼此结婚子女发病风险高。

3. 多基因遗传病高发家庭，结婚怀孕后应进行产前检查，诊断胎儿是否有异常，如果发现胎儿不正常，应选择人工流产。

◆ 从环境因素预防

由于多基因病受遗传因素和环境因素的双重影响，有些多基因病是环境因素起重要作用，所以针对环境因素预防多基因病非常重要。

孕产小百科

孕妇活动要注意哪些

怀孕后最好不要出远门。因为旅途中有许多对妊娠不利的因素，如车、船的颠簸，旅途中的紧张、疲劳等都是引起流产和早产的危险因素，而且万一出现异常情况，不能及时得到适当的治疗和护理。所以出门应选在怀孕20～28周，这时相对安全一些。出发前最好经医生检查或向医生咨询有关注意事项；旅行时避免单独一人活动，要有人陪同；外出时要特别注意饮食卫生，谨防肠道传染病，也不要到人群拥挤、嘈杂的地方去；如果感到疲劳要及时休息，发现腹部疼痛或阴道出血，要及时告诉陪同人员，最好到医院去检查，以防不测。

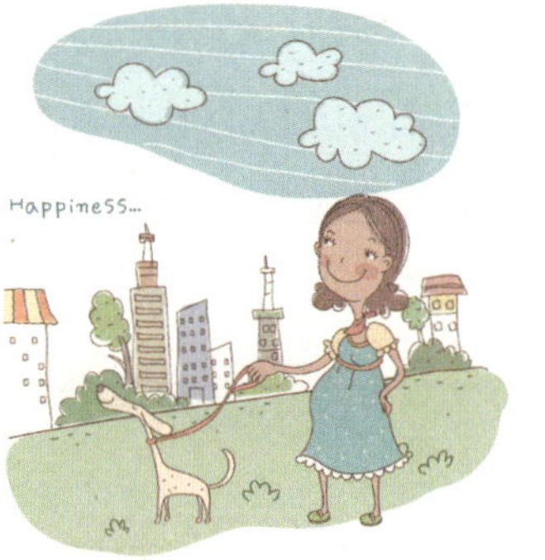

准爸爸、准妈妈通过咨询医生或查阅资料，了解引起某种多基因病的环境因素有哪些，采取回避相应的环境因素，来达到预防效果。

6. 选择生男宝宝，能中断家族色盲历史

男性性染色体为 XY，仅有一条 X 染色体，所以只需一个色盲基因就表现出色盲；而女性性染色体为 XX，所以控制色盲与否的等位基因必须同时是隐性的才会表现出色盲的症状，所以色盲患者中男性远多于女性。

◆ 色盲的含义

所谓色盲，就是不能辨别色彩，即辨色能力丧失。根据三原色学说，不能分辨红色者为红色盲，不能分辨绿色者为绿色盲，不能分辨蓝色者为蓝色盲，三种颜色都不能辨认者为全色盲。色盲还有一个奇怪的特点，那就是多数病人为男性，女性则很少患病。

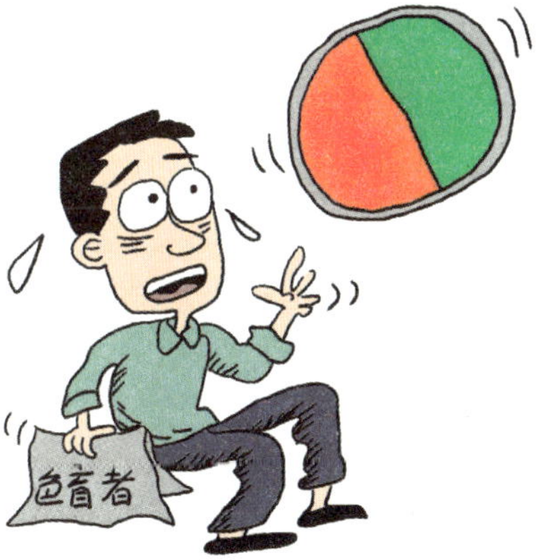

基因与优生必知常识

色盲遗传规律：

1. 男性正常，女性携带者：正常男性与女性携带者结婚，其女儿有 1/2 的可能性为正常，1/2 的可能性为携带者；儿子则有 1/2 的可能性正常，1/2 的可能性为色盲。

2. 男性正常，女性色盲：女性色盲与正常男子结婚，儿子肯定是色盲；女儿肯定为携带者。

3. 男性色盲，女性正常：男性色盲与正常女子（非携带者）结婚，儿子肯定正常；女儿肯定为携带者（虽然正常，但她的儿子有可能是色盲）。

4. 男性色盲，女性也色盲：男性色盲与女性色盲婚配，无论是男孩还是女孩，悲剧一定发生，子女肯定是色盲。

5. 男性色盲，女性携带者：男性色盲与女性携带者结婚，儿子有 1/2 的可能性正常，1/2 的可能性为色盲；女儿有 1/2 的可能性为色盲，1/2 的可能性为携带者。

许多色盲者在日常生活中只是不能辨别红、绿色，在辨别交通灯时比较不方便。当然，不适合当飞机师、司机等。若当学者和技术人员，对做办公室工作，没有太大的妨碍。

孕产小百科

什么是语言胎教

准妈妈及家人用文明、富有哲理和韵律的语言，有目的地对子宫中的胎儿讲话，给胎儿期的大脑新皮质输入最初的语言印记，为后天的学习打下基础，称为语言胎教。

语言胎教的题材很多，父母可以将日常生活中的科普知识作为话题，也可以与数胎动结合进行，还可以由爸爸拟定语言，用常规内容进行讲述。

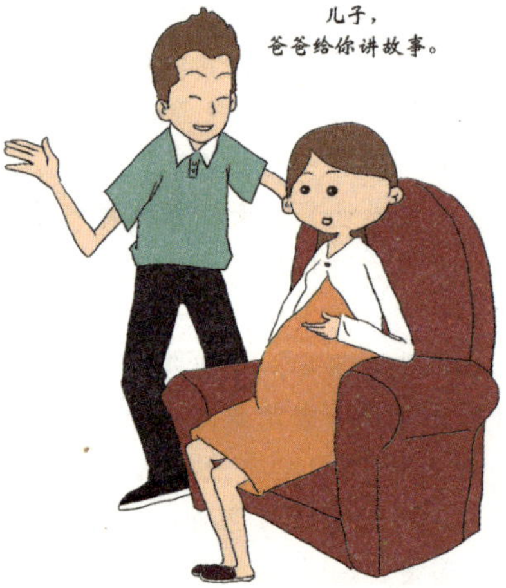

遗传学的研究认为，色盲的遗传方式为伴性遗传。原来人体细胞中的性染色体分为X染色体和Y染色体，其中XX染色体组合为女性，XY染色体组合为男性。而人的色盲基因就存在于X染色体上，Y染色体上则没有。就是说，父亲有色盲，如果母亲的兄弟中没有色盲，他的儿子就不会有色盲。但是父亲有色盲，他的女儿尽管本人没有色盲，将来所生的男孩即使不是全部色盲，也是部分色盲。

也就是说，这个遗传并不是由父亲直接传给男孩的，如果色觉异常的父亲生下女孩，这个女孩将成为带原者。当这个女孩成为母亲时，生下的男孩就会得色盲。也就是说，色盲是男性通过女儿再传给其外孙的。这就是“霍纳法则”。

因此，患有色盲的家族如果只生男孩不生女孩，则这个家庭的色盲遗传就会中断。

7. 选择要女宝宝，避开血友病、夜盲症

男性的性染色体是 X 染色体与 Y 染色体 2 条合为 1 套，当 X 染色体异常时，由于 Y 染色体不能替补异常的 X 染色体，就会出现遗传病的症状。这也让我们找到了阻断某些遗传病的方法。

◆ **遗传规律**

遗传是在染色体的作用下，将同质的东西由父母传给子女。因此，亲子间体形、容貌类似就是遗传的结果。在遗传基因中，有一些是不希望传给后代的东西，例如血友病、红绿色觉异常（色盲）、夜盲症、肌肉萎缩症等疾病。这些疾病和症状会经由遗传的方式，由父母传给子女。即使是父母传给子女，依疾病的不同，有些性别会发病，有些性别则不会。也因性别的不同，有些会具有潜在致病作用，有些又不会。这时就可以发挥性别选择的优势。

若母亲具有潜在血友病的遗传因子，而父亲是正常的，生下的宝宝如果是男孩，50%会出现血友病的症状。

基因与优生必知常识

生男生女也具有遗传学的效用。从生理学角度讲，如果能够通过孕前检查，明确选择孕育男孩或女孩，就能够避免各种伴性遗传所造成的疾病。而伴性遗传即在性染色体上的基因随着性别而遗传。由伴性遗传所引起的代表性疾病，即血友病、红绿色觉异常（色盲）、夜盲症、假性肥大症、肌肉萎缩症等这些疾病或病情是以遗传的方式传给子女的，但是出现在男孩或女孩身上的情形不同，因此可以巧妙地利用现代科学辅助技术，有效地避免伴性遗传病。

孕产小百科

什么是抚摸胎教

孕妈妈可轻轻拍打或抚摸胎儿，每天2～3次，每次5～10分钟。如果胎儿以轻轻蠕动做出反应，可继续抚摸；若胎儿用力挣脱或蹬腿应停止拍打抚摸。理想的抚摸时间，以傍晚胎动较多时，或晚上10时左右为好。

需要注意的是，有流产、早产迹象者，不宜进行抚摸、拍打胎教；训练的手法宜轻柔，循序渐进，不可急于求成，每次仰卧的时间不能超过10分钟。

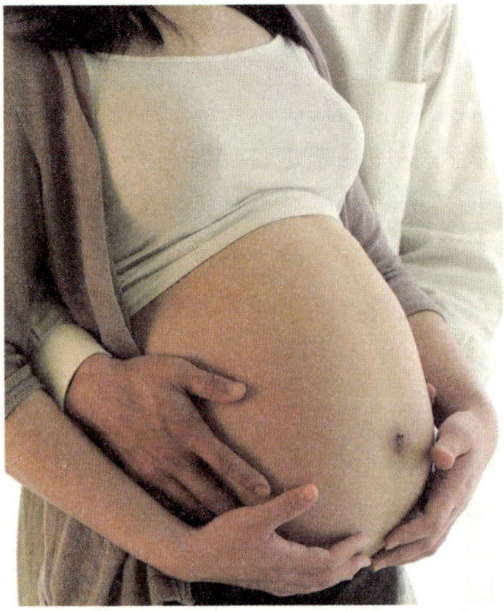

但若是女孩的话，虽然也有50%概率的血友病遗传可能性，但是却不会出现血友病症状。

◆ 性连遗传

因性别的不同，遗传的情形也不同，这种情形就称为“性连（X染色体）遗传”。为什么会发生这种情形呢？因为遗传因子在X染色体，与Y染色体无关。

女性的性染色体为2条X染色体，即使有一边的X染色体是异常遗传因子，只要另一边的X染色体正常的话就可以将另一边的异常“遮盖”过去，所以，这类女性虽然是携带者，但异常的症状却不会出现。

基于以上的理由，如果母亲是血友病等性连遗传的携带者，那么生下的是女孩，对宝宝而言是幸运的。不只是血友病，像夜盲症或肌肉营养不良症等，基于同样的理由，还是生下女孩比较好。

8. 修复有问题的基因，可以彻底消除遗传性疾病

基因替换方案主要依赖半随机的整合机制，这就有可能破坏遗传调控序列，因为这些外源序列有可能会非常不准确地插入基因组中的其他位置上，从而导致一系列的毒副作用，比如因为载体介导的致癌基因活化等问题。

◆ **基因疗法——基因有缺陷患儿的福音**

40 多年来，基因疗法一直都被大家看作是治疗基因缺陷遗传性疾病的手段之一。最典型的基因治疗就是利用人工改造过的逆转录病毒载体向患者患病细胞的基因组中插入一个有功能的基因，代偿缺陷基因的功能，即所谓的基因替换疗法。

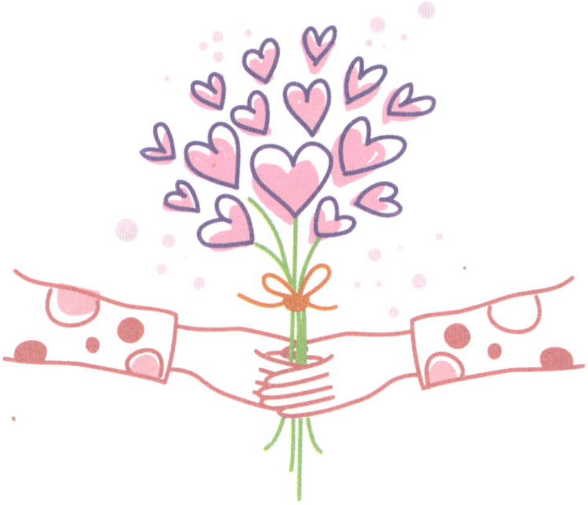

基因与优生必知常识

基因疗法治疗遗传性疾病的两种治疗策略。

基因替换疗法：基因发生突变的干细胞经过预处理之后进行基因替换治疗。用于替换细胞内突变基因的正常基因经由逆转录病毒载体进入细胞内，以半随机方式整合到细胞基因组内，表达正常的基因产物，行使该基因的正常功能。

基因修复疗法：人工核酸酶能够在突变基因位点处对DNA链进行切割，形成DNA链断裂切口。利用病毒为载体，将编码正常基因的DNA模板链导入经过预处理的细胞内。细胞会利用同源重组机制，以外源的正常DNA链为模板，完成基因修复工作。

◆ 基因修复技术——医疗的革命

基因修复技术主要依靠人工核酸酶这种工具，这种核酸酶能够特异性地识别突变基因序列，并且将其切断，形成一个双链DNA断裂切口。此时如果添加一段正常的DNA序列，细胞就会以这段正常的DNA序列作为模板，利用同源重组修复机制对核酸酶造成的DNA断裂进行修复，得到一段正常的基因序列，完成对异常基因的修复工作。

这种基因修复方案的优势之一就是它完全利用了细胞自身的天然重组修复机制，对基因组内的其他区域，比如调控序列等区域完全没有影响。

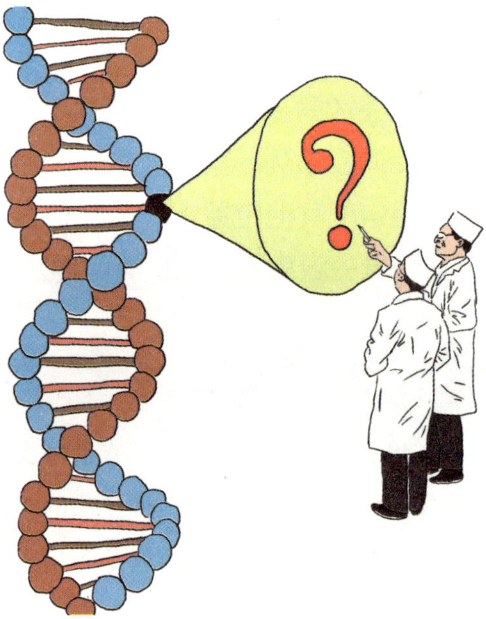

孕产小百科

孕初期胚胎状况怎样

妇女怀孕1个月中，新生命的成长速度比他一生中任何时候都快，他要长到比受孕卵大1万倍。

小小的胚芽在2周末可见到心脏的外形，并在第3周开始跳动，4周时脑和脊髓的原型开始出现。胚芽的身材开始增长，并折成圆筒状，头尾弯向腹侧，有长尾巴。原始的神经孔已闭合，脑泡形成（以后发育成大脑），原肠出现（以后发育成各种脏器），与母体相连的脐带开始发育。随即眼杯、听泡、鼻窝、口门及肢芽一一出现，血液循环建立，胎盘雏形形成，胎儿能做如蚯蚓般的爬行蠕动。此时胚芽的身长达0.5～1.0厘米，体重增加至0.5～1.0克。

9. 婴儿“定制”，可以避免某些遗传疾病的发生

PGD（Preimplantation Genetic Diagnosis），是“入植前基因诊断”的简称，俗称为“第三代试管婴儿”。凡可以通过产前诊断鉴别的疾病，就有可能应用PGD技术进行诊断。

◆ PGD产生背景

目前，对大多数的遗传性疾病还缺乏有效的治疗手段，所以，降低某种特定遗传性疾病最主要的方法就是在遗传优生咨询的基础上，准确地诊断出高危妊娠，对患病胎儿进行选择性流产，从而达到减少患病儿出生的目的。这种产前诊断通常在孕16～18周进行，选择性的流产或引产不仅会给病人造成严重的生理和心理创伤，同时也会带来一些伦理道德上的争议。在这种情况下，PGD应运而生。

基因与优生必知常识

对于那些有可能将毁灭性遗传疾病传递给后代的夫妻而言，PGD技术赋予了他们生育健康宝宝的机会。起初，PGD技术的灵敏度只够用于检测胚胎的性别，用以预防X连锁遗传疾病，如血友病和杜氏肌营养不良症等。PGD技术也能用于筛查常染色体遗传疾病，如囊性纤维症和亨廷顿氏病等。到目前为止，PGD可以检测200多种遗传疾病。

◆ 英国妇女的故事

英国有位妇女曾以为这辈子都不会拥有自己的宝宝。因为她的外甥遗传了肾上腺脑白质营养不良症，基因检测证实她的一条X染色体携带有致病的突变基因。因为她还有另一条X染色体，这条染色体上携带了正常基因，因此她本人相当健康。但是，她如果要结婚生宝宝的话，出生的男孩就有50%的可能出现持续性脑组织损伤，并且年纪轻轻就会死亡。

但是，科学家用PGD中的胚胎筛选技术让这位母亲在确知不会生出患儿的情况下怀上了宝宝，并生下一对双胞胎女儿。

孕产小百科

孕妇如何补钙

很多孕妈妈一发现怀孕就马上开始补钙，其实一般怀孕前期是不需要补钙的，因为胎儿此时的发育不需要吸取母体的钙质。到怀孕中后期，定期产检，医生会按照你的怀孕时间给你开钙片。一般不同医院开不同钙片，也许有的妈妈吃了会有些便秘，但不要紧，多喝水就好了。可是，如果你提前出现腰骨痛、抽筋等症状，那就要提前吃钙片了。

此外，除非有缺钙的表现，到了孕36周时孕妈妈就不要再吃钙片了，因为钙片吃多了，宝宝的头长得太硬会影响顺产。

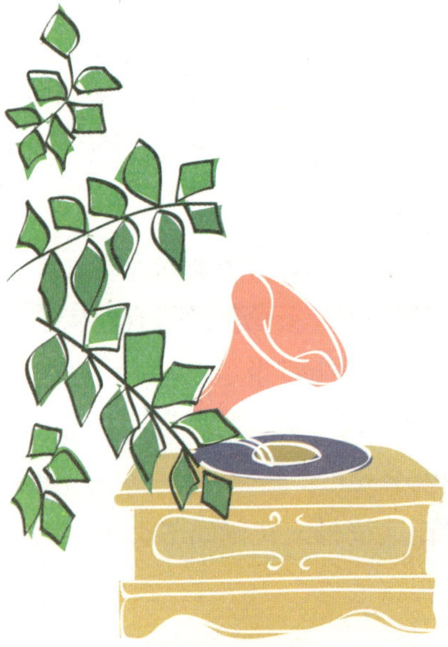

◆ 婴儿“定制”

原来，科学家通过体外受精制造胚胎，并使之在实验室条件下发育。接着，研究人员从各胚胎中取出一个细胞，检查该细胞的性染色体，从而确定胚胎的性别。由于肾上腺脑白质营养不良属于X染色体连锁遗传疾病，并只会影响男孩，因此，只有雌性胚胎才会被移植到母亲的子宫内。以上就是胚胎植入前基因诊断(Pre-implantationGenetic Diagnosis. PGD)的全过程。有人说这是首例“定制婴儿”，被称为PGD革命。

◆ PGD的内容

PGD通常是指从体外受精的胚胎取部分细胞进行基因检测，将排除致病基因、诊断无遗传病的胚胎移植入子宫，从而防止有遗传病患儿的妊娠。它的出现是辅助生殖技术和分子生物学技术飞速发展的结果。应用PGD技术不仅可以防止遗传性疾病的发生，同时还避免了选择性流产和多次流产可能造成的危害及伦理道德上的冲突。

10. 注意母系遗传，防止母亲将有害基因遗传给宝宝

受精卵线粒体中的基因都是来自母体的，这就意味着线粒体中的基因是由母亲传递给她所生的子女。

◆ 遗传密码

在每个细胞的细胞核所处的液相环境（胞浆）中，有数百个称作线粒体的微小结构，这些微小结构也含有DNA。奇妙的是，这种DNA是环状的，并且含有遗传密码，编码一些称为酶的蛋白亚单位。以前的研究证明，在受精过程中，精子的细胞进入卵子，而其含有线粒体的外周液体并不进入。正是因为这种线粒体遗传方式的存在，一个男性不会将其任何的缺陷（或正常）线粒体基因传递给他的任何一个宝宝。

最近的观察发现，父亲精子中的一些线粒体基因实际上也有可能进入母亲的卵子中，如果未来的研究能够确定这一点，那就有可能打乱对线粒体遗传的现有解释。但是，已有的证据表明，因母源和父源的线粒体DNA换（重）组所导致的不利后果极其罕见。

基因与优生必知常识

一般有以下情形的，应积极进行遗传咨询

- 原发性不孕的夫妻
- 近亲结婚的夫妻
- 有原因不明的习惯性流产、早产、死产、死胎史的夫妻
- 有遗传病家族史的夫妻
- 遗传病患者及致病基因携带者，两性畸形患者及其血缘亲属
- 35岁以上高龄孕妈妈和曾生育过畸形儿的孕妈妈
- 早孕期间有致畸因素接触史者
- 怀孕后患羊水过多症者

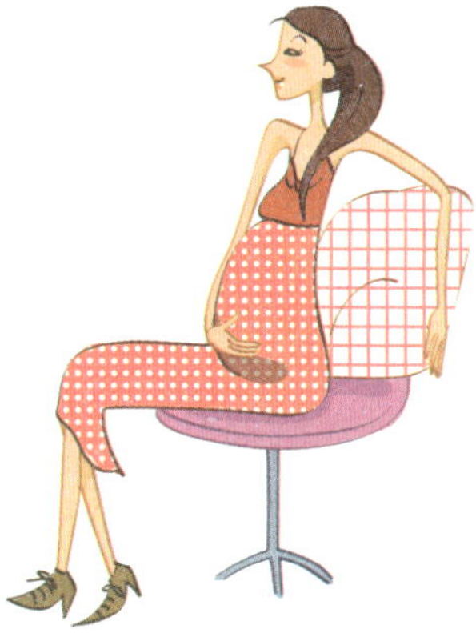

母系遗传规律

还有一个事实进一步地扰乱了我们对于母系遗传的理解，这就是某一个线粒体基因的突变可能并不出现在同一细胞内的所有线粒体中。由此预期的临床征象就可能被掩蔽了，或者是表现得不那么明显，结果导致了系谱判读上的难度，甚至可能造成误诊。

线粒体突变特征

当线粒体发生突变时，最常受牵连的是那些重要的器官，如神经系统、心脏和肌肉等。考虑到线粒体在细胞化学中所扮演的重要角色，这些器官受牵连也就不足为奇了。线粒体基因中也可能出现某种全新的缺陷（散发突变）。有一种疾病就是由线粒体基因的散发突变所致，但现在依然没有得到有效的认识，它是以感觉疲劳为首发症状，甚至在平常玩耍或日常活动时就会觉得精疲力竭并随着年龄的增长而加重。

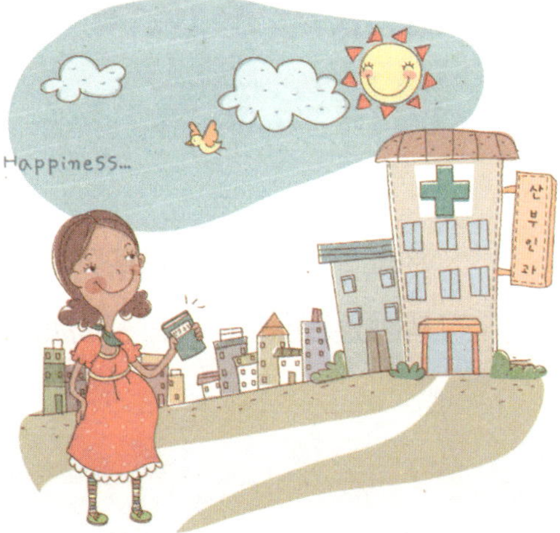

孕产小百科

什么是情绪胎教

孕妈妈的心理情绪，不仅会影响到孕妈妈本人的食欲、睡眠和精力、体力等，而且还会通过神经和体液的变化，影响胎儿的血液供给、心率、呼吸及胎动等多方面的变化。

对胎儿心理影响最大的，莫过于孕妈妈的郁闷心情和不良情绪了。孕妈妈悲伤、忧愁、抑郁、大怒、过喜、骤惊等，都对胎儿有着损伤性甚至毁灭性的打击。

为了鼓励孕妈妈能自觉地对胎儿进行胎教，家庭成员就应该维护和影响孕妈妈经常处于一种平和稳定的心理状态，保持精神轻松而愉快。

第三章

生男或生女，爸爸妈妈能影响

SHENG NAN HUO SHENG NV,
BA BA MA MA NENG YING XIANG

千百年来，人们一直在努力寻找一种能决定宝宝性别的方法。但是，民间那些稀奇古怪的方法往往只是传说罢了。

随着科技的发展，不仅让人们认识到基因对生命的意义，也懂得了是染色体决定男女性别的奥秘。那么，在孕育新生命的时候，如何通过影响基因的办法去设计自己的宝宝呢？

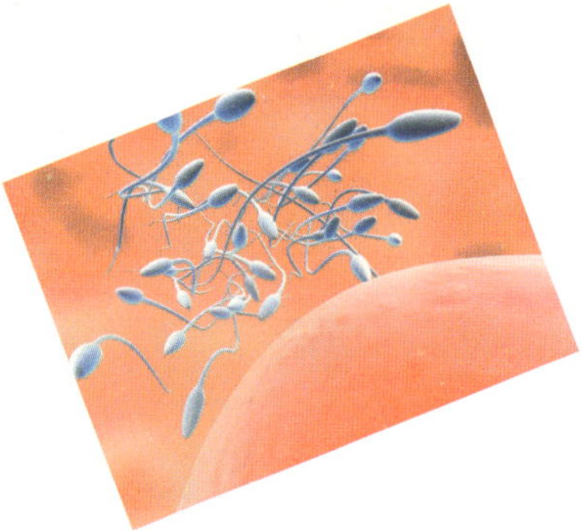

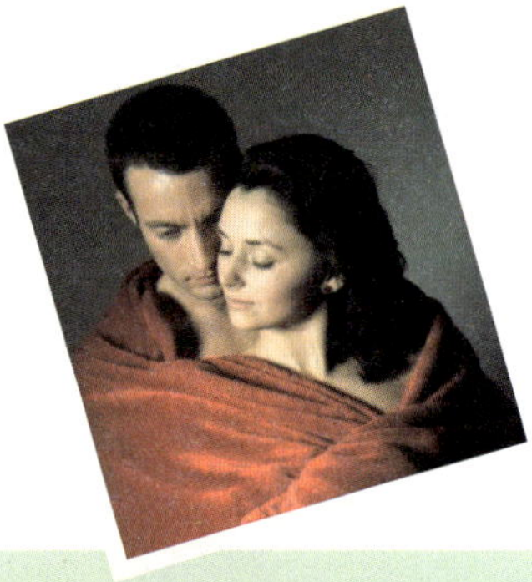

宝宝也能“设计”

提高性爱质量吧

多胞胎妈妈

试管婴儿技术

胚胎基因“编辑”技术

拿什么保证精子的质量

生产男孩女孩的概率

性染色体决定什么

卵泡的发育

卵子

生孩子和可控性

选择受孕时机

生理环境酸碱性影响什么

试管婴儿的成功率只有30%

生男生女都一样

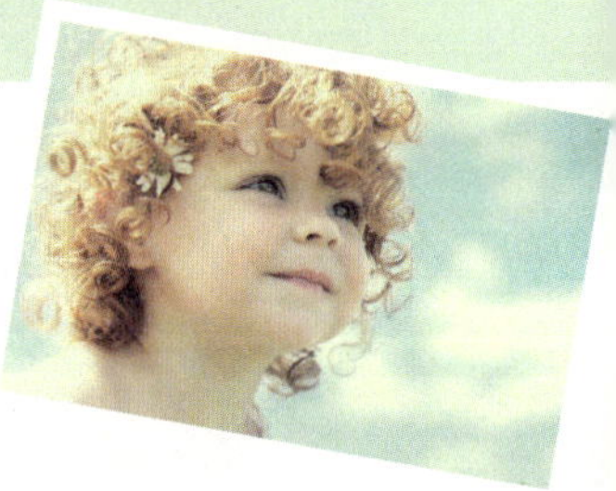

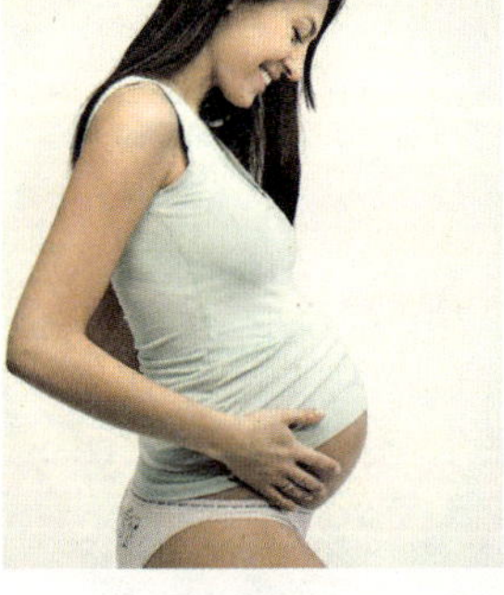

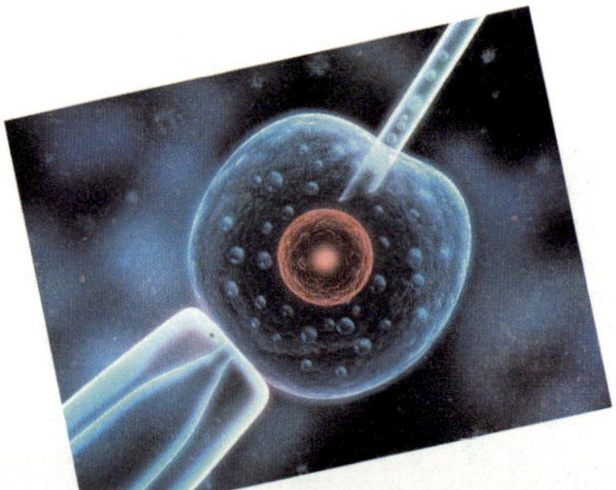

1. 每个新生命，都会经历不平凡的孕育之旅

一个新生命的诞生是非常神奇的。新生命通常始于一对相爱且有生育能力的男女在身体亲密接触之际。简单地说，孕育包括受精、受精卵的发育、运送和着床、成胎和出生，这就是受孕和生育的全过程。而人的生命则是从一对生殖细胞的结合开始的。

◆ 宝宝从哪里来

成熟的卵子自卵巢排出后，被输卵管伞端吸入到管腔内，在这时夫妻如有性行为，数以亿计的精子就会进入阴道，争先恐后地游向子宫，其中一部分“先锋”快速到达输卵管壶腹部与卵子相遇。这一过程，对精子来说是非常困难的，它要克服前进途中的道道险关，如阴道酸碱度、宫颈黏液的稀稠度及输卵管纤毛的摆动，这些都会影响精子的前进及寿命，因此在长途跋涉中，大批精子死亡，仅有少数精子到达目的地。这些精子围绕着一个卵子，从精子顶部分泌出来的酶活跃起来，溶化卵子的透明带，只有1个精子深入到卵子内，其余均被拒绝于外。精子和卵子结合成受精卵，经过一分为二、二分为四的细胞分裂，新的生命开始了。受精卵一边分裂，一边缓慢将身子移入宫腔内，受精卵上分泌出来的蛋白酶，用3～5天的时间，把子宫内膜溶化出一个小缺口，然后进入到子宫内膜，这就叫着床。从此胚胎就和母体血肉相连，并逐渐发育成长为胎宝宝。

基因与优生必知常识

职场妈妈在备孕期应该注意以下方面：远离化学药剂，避免出入新装修的场所；远离辐射设备（如电脑、手机等），全方位防辐射（如穿防辐射服、每天使用电脑不超过4小时等）；避免在孕期前3个月服用药物，特别是抗生素、激素类药物；禁烟禁酒，远离二手烟伤害；孕前3个月开始，避免浓妆艳抹，烫发、染发、涂指甲油等都应尽量避免；保证全面均衡的饮食，避免辛辣或刺激性食物，多补充含有叶酸的食物。

女人怀孕后的身体感觉

女性怀孕后，她的子宫内膜就成为胎宝宝所必需的生存环境。女性怀孕的征候是她自己可以觉察到的：一是月经停止；二是乳房肿胀，触摸时有疼痛感。接着还会出现不同程度的妊娠反应，即早上起床时觉得不舒服，有恶心、呕吐现象，或厌恶某种食物，或比平时更易疲劳和瞌睡。

宝宝在妈妈肚子里的情况

胎宝宝在母体内，一般要生长266天，如果从前一次月经来潮算起，要发育280天。胎宝宝在母体内的发育一般要经历三个时期：第一个时期为1～13周，长度可达10厘米，但还看不出其性别；第二个时期为14～25周，身体长到25～30厘米，全部器官都可以看出来了，但此时如果早产，成活率只有10%；第三个时期为26～38周，胎宝宝体重可以达到4～6千克，身体各器官都长成，皮肤上的绒毛全部脱落，准备出世。

孕产小百科

你知道胎教有两个黄金时段吗

胎儿大脑细胞分裂增殖有两个高峰期。第一个高峰期是怀孕的2~3个月，第二个高峰期是怀孕的7~8个月。这两个时期是对宝宝进行胎教的黄金时期。

在胎教的黄金时段里，孕妈妈首先要保持好心情和良性的感官刺激。准妈妈的情绪可以通过内分泌的改变影响胎儿的发育，保持健康而愉快的心情是这一时期胎教的关键。

分娩

足月的胎宝宝一般由母亲子宫收缩经过阴道推出体外，这是“自然分娩”。分娩过程中，母亲要经受数小时的阵痛。有的母亲因身体的种种情况，难以进行自然分娩，就需要与医生商量后实施“剖腹产”的外科手术，即胎宝宝不经阴道而直接由腹部开口取出。

我们知道了创造生命的奥秘、懂得如何孕育新生命后，就要从基因的角度做好优生优育，让未来的宝宝更加健康聪明。

2. 胚胎基因“编辑”技术，让我们的宝宝也能“设计”

由于 CRISPR 的精准编辑功能，使得它在一些人类致命性疾病上已经具有广泛的应用前景，并可能开发出许多基因治疗手段。

◆ 胚胎基因编辑技术的出现

2015 年 9 月 18 日，国际权威期刊《Nature》发布消息，英国科学家向英国政府生育管理部门提出了对人类胚胎基因进行编辑的申请。他们希望将修改人类胚胎的 DNA 作为对人类早期阶段进行研究的科研项目的一部分。该项技术的研究人员将利用基于 CRISPR/Cas9 系统的技术手段编辑人类胚胎基因。

2013 年两篇发表在《科学》上的论文开创了 CRISPR 基因组编辑技术的新时代，随后生命科学界刮起了 CRISPR 风暴。迄今为止，CRISPR 方法已迅速席卷了整个科学界，成为 DNA 突变和编辑的一种重要技术。

基因与优生必知常识

基因之所以能反映生命的各种特征，以及体现不同生物体之间的差异性，是因为基因在染色体上呈线性排列的顺序不同。

身体发生疾病，是因为基因位点发生了变化。基因编辑技术能从基因入手，从根本上改变生命的特征和消除疾病。

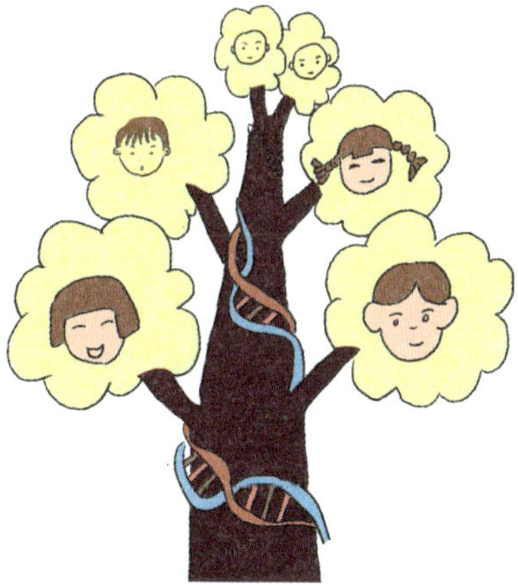

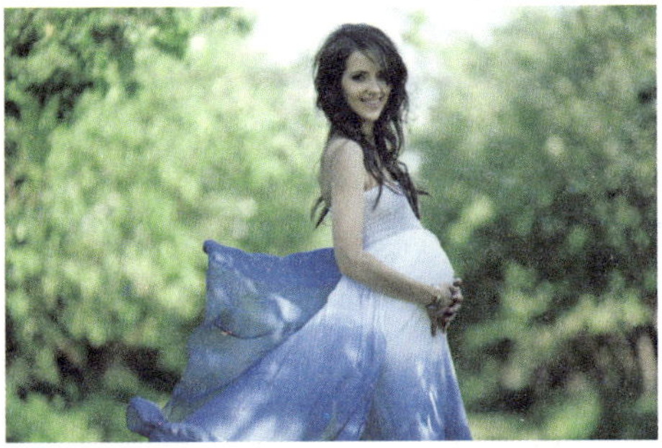

孕产小百科

准妈妈散步有什么好处

散步是准妈妈的一项很适宜的运动，它温和、安全，既能排解烦躁，又能促进健康，一定要坚持到孕晚期，甚至到产前一天。最好在幽静的林荫路散步，或到森林公园中做“森林浴”。这些地方的空气新鲜、含尘量低、噪声低，这样既可怡情养性，又能得到充足的“空气维生素”——空气负离子，对腹中的胎儿发育有很大帮助。

◆ CRISPR 的意义

CRISPR 对基因的编辑技术不仅可以运用于对疾病的预防，在未来，它可能对人进行全方位的设计。爸爸妈妈可以针对智力、身高以及相貌等方面的相关基因进行胚胎基因修改。到那时，父母想要什么样的宝宝就要什么样的宝宝。举个例子说，爸爸妈妈想生个高个子的宝宝，就可以用 CRISPR 技术在胚胎中放置高个子基因，这样生出来的宝宝一定会是高个子。爸爸妈妈想要一个皮肤白皙、鼻梁高挺的宝宝也同样做得到。

◆ DNA 编辑技术的质疑

但是，由于伦理问题，目前除美国以外，大多数国家已经明确禁止了胚胎 DNA 编辑技术，以及许多科学协会也一致认为对胚胎 DNA 进行编辑是危险的。欧洲人权和生物医学委员会就认为改变人类基因库是一种犯罪行为，这是对人类尊严和人权的一种亵渎。但也有科学家表示，在这项技术切实可行前，这些质疑都只是虚张声势。英国最重要的几家科研资助机构呼吁对编辑人类胚胎基因是否可以正当地应用于临床治疗进行全国性讨论。之后，关注干细胞和人类胚胎研究的辛克斯顿团体的科学家表示，他们并不赞同转基因婴儿的诞生，但补充道：“当所有的安全性、疗效、管理需求等条件都满足的时候，将这种技术应用于人类生育目的，可能在道德上被接受。”

3. 试管婴儿技术，可以解决生育障碍

对于很多夫妻来说，因为存在生育方面的疾病，所以不是想生宝宝就能生的。但是，在医疗发达的今天，试管婴儿技术能解决一些这样的问题。

◆ **试管婴儿**

从某种程度上说，试管婴儿也是对宝宝的设计。医生适时从母体卵巢采集排卵前成熟或近成熟的卵母细胞，为了增加成功的概率，增加发育卵泡以获得多个卵子。取出卵细胞后，置入装有人工培养液的培养皿内，并放入一定量的卵泡液，有助于卵细胞的生长发育。培养时间取决于所取卵泡的成熟度，成熟者一般培养 2～6 小时。然后，医生从父亲体内收集精液，放入装有卵细胞的培养液内，培养 15～24 小时，在解剖显微镜下检查，如看到有两个原核存在于卵母细胞原浆中表示已授精，再继续培养。当镜下观察到受精卵已分裂至 4～8 个细胞时，将胚胎移植入宫腔。胚胎在母体内发育成长。用这样的方式培育出来的宝宝就叫作试管婴儿。

基因与优生必知常识

不孕的因素有很多，大部分病人都可以通过药物促排卵治疗、心理疏导及指导受孕、宫腔内人工授精等简单的助孕方法成功怀孕，只有 1%～2% 的不孕夫妇需要进行试管婴儿技术治疗。另外，试管婴儿成功率也只有 30%，所以，年轻的爸爸妈妈一定要注意身体的健康。

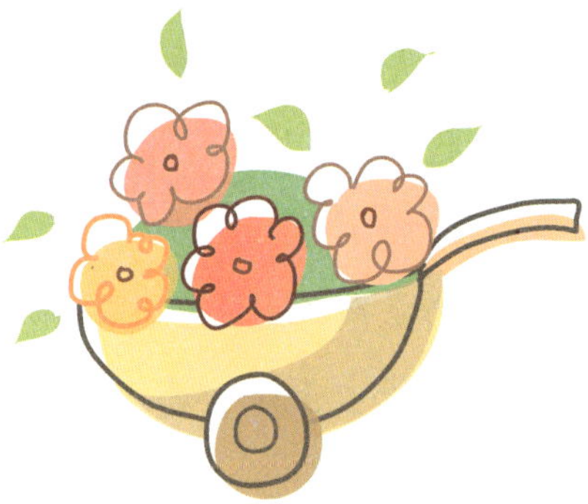

◆ 试管婴儿技术的发展

随着试管婴儿技术的发展，先进的生殖医学研究已将人类生殖的自我控制推向新的极限——第一代试管婴儿技术，解决的是因女性因素引致的不孕；第二代试管婴儿技术，解决因男性因素引致的不育问题；而第三代试管婴儿技术所取得的突破是革命性的，它从生物遗传学的角度，帮助人类选择生育最健康的后代，为有遗传病的未来父母提供生育健康宝宝的机会。

第三代试管婴儿技术能够实现优生的原理，就是依赖前面所说的PGD技术：因为生殖医学中心会为每一对选择试管婴儿技术生育儿女的夫妇，在试管中培育出若干个胚胎，在胚胎植入母体之前，按照遗传学原理对这些胚胎作诊断（此方法简称PGD），从中选择最符合优生条件的那一个胚胎植入母体。

◆ 试管婴儿适宜什么样的患者

一般来说，严重输卵管疾病患者（包括输卵管梗阻、积水，输卵管结核而子宫内膜正常，异位妊娠术后输卵管堵塞），子宫内膜异位症患者，免疫性不孕症患者以及男性因素、原因不明性不孕症、其他原因的不孕治疗无效者，有遗传性疾病需要做移植前诊断者等，是可以接受试管婴儿技术的。特别是单精子显微授精技术，使得严重少精、弱精、畸形精子症和部分无精症患者，能够生育自己的健康后代。

孕产小百科

何时开始进行胎教

怀孕第一周时，胎宝宝还没有在子宫着床，因此无论什么胎教手段都是没有明显效果的，此时，对于孕妈妈和宝宝来说，保证好心情与丰富的营养素就是最好的胎教。

孕妈妈们正好可以利用第一个月来初步了解一下胎教的相关知识，整理和掌握自己的心情，充分调试情绪，以一个安静欢乐的心境来迎接接下来的10个月，并做好胎教的准备，为以后对胎宝宝的胎教打好基础。

4. 利用辅助生殖技术，做多胞胎妈妈也不难

有生殖障碍的夫妻，可以利用现代辅助生育技术，让准妈妈孕育多胞胎。

◆ 可以一胎多子

怀上双胞胎真的有“法”可循吗？一次怀孕，想要生几个就生几个是真的吗？

我们知道，“试管婴儿”是通过促排卵技术促进女性卵巢内的卵泡发育，然后从中取出卵子进行体外人工受精，再将发育的胚胎移植到子宫里孕育。因为这一过程是在医生的人工操纵下进行的，为了保证受精卵的质量，一般会多选几个卵子受精，在它们发育到一定程度时，选择最好的 2 ~ 4 个植入母体子宫腔内，最后保留一个最好的胚胎，让其在子宫内着床发育，直至宝宝出生。

基因与优生必知常识

能否怀上双胞胎的遗传基因主要是在母亲这边，也就是说如果母亲是双胞胎，那么再次生下双胞胎的概率就高，远远高于父亲。

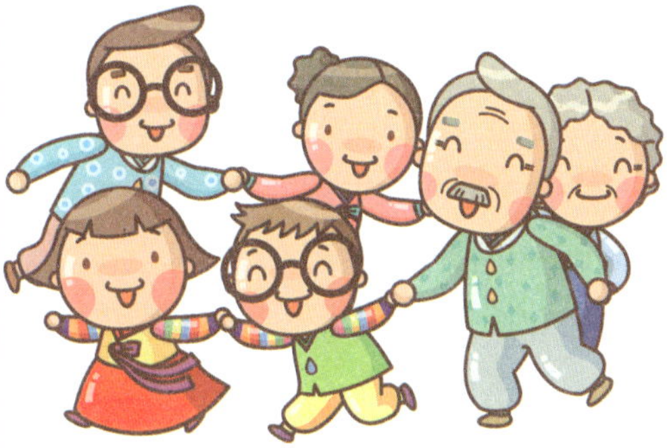

做试管婴儿时，有些女性的身体条件允许两个胚胎同时发育，加之以后不容易正常受孕，医生也可为其保留两个胚胎，这样就产生了双胞胎。

◆ 多胞胎的关键：促排卵

从理论上讲，不仅试管婴儿技术能让准妈妈诞生多胞胎，促排卵药物也是让准妈妈怀上双胞胎的灵丹妙药。

如果用了促排卵的药物，生双胞胎的概率的确大大提高，但是一般的健康女性每月只排一个卵子，这样通过人为地使用促排卵药物，促使卵巢多排卵，达到生多胞胎的目的。但值得注意的是，这样的做法后果是出现卵巢过度刺激综合征，如头晕、恶心、肝肾功能损害等。如果不采取必要措施，对母子都非常危险。

孕产小百科

为什么孕妇需要补充微量元素

孕妈妈千万不要太过紧张而通过药物补充过量的无机盐和微量元素，任何微量元素对人体来讲都是遵循一个原则，少了不好，多了也不好。怀孕后我们每天都会吃很多东西，所以很多微量元素不会缺乏，有时甚至是超量的。所以医生的建议是，能够在平时饮食中获得的微量元素，就不要在药物中获取。药物只是辅助作用，不需要天天吃，在自己饮食不好的时候适当补充就行。

◆ 服用叶酸的意义

据专家估计，叶酸补充剂可能会增加排卵的次数，使多个卵子进入子宫，因而产生双胞胎。瑞典一医学研究机构最近指出，服用叶酸的女性怀双胞胎的机会比没有服用的女性高出近一倍。据报道，瑞典的研究人员自1994年开始研究分析当地孕妇曾服用药物的资料和数据，他们发现在2569名曾服用叶酸的孕妇中，她们所生的宝宝每100名中就有2.8对为双胞胎婴儿，而在没有服用叶酸的孕妇中，这一比例为1.5。研究人员指出，服用叶酸导致生双胞胎机会增大的原因还不太清楚。这一结论是否正确，还有待于进一步研究证实。

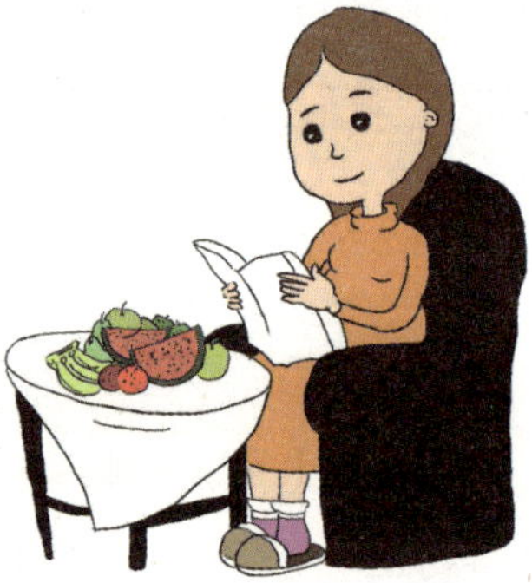

5. 决定宝宝的性别，全是性染色体说了算

性染色体 XX 和性染色体 XY 之所以能够决定性别，是由于在这些染色体上存在有控制性别的基因。

◆ 决定宝宝性别的性染色体

我们知道，男女的性别，是在受孕的瞬间决定的。确切地说，性别是在卵子和精子受精时性染色体的组合来决定的。为什么这么说呢？人的细胞中有 46 条染色体，可配成 23 对，其中 22 对是男女相同的，而有 1 对染色体则男女有别，这对染色体与性别直接有关，叫作性染色体。女性的性染色体大小、形态相同，称为 X 染色体；男性的性染色体中一条与女性 X 染色体相同，另一条极小，称为 Y 染色体。在生殖细胞形成时，染色体发生分离，数目减半，两条性染色体分别进入不同生殖细胞中。母亲的两条 X 染色体分开，进入不同的细胞，所以卵细胞只有一种，即 22+X，但父亲的两条染色体分开，进入不同的细胞，除了有 22+X（称为 X 型精子）外，还有一种即 22+Y（称为 Y 型精子）。在受精过程中，精子和卵子随机结合，

基因与优生必知常识

简单地说，决定性别的功能并不在于卵子，而是在于精子。精子的头部有 23 个染色体，其中的 1 个是决定出生婴儿性别的性染色体。结论就是，会生下男孩或是女孩，并不是女性而是男性的责任。

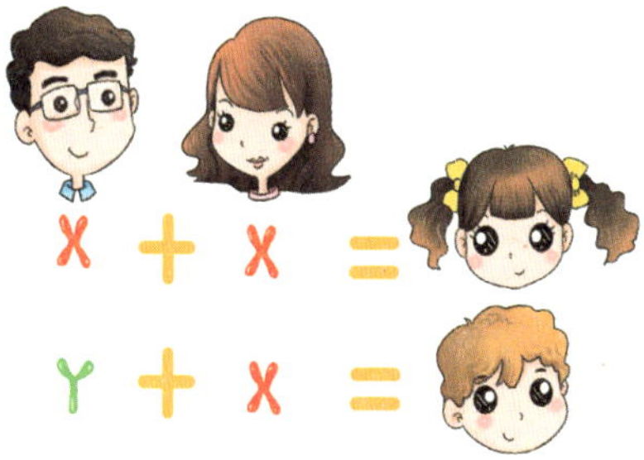

孕产小百科

准妈妈如何自我监测

怀孕后，医生会建议准妈妈在进行产前检查的同时，准妈妈或家人还应进行自我监测，以便随时了解胎儿的生长情况，保证胎儿的正常发育。孕期自我监测的方法很多，常用的方法有：测胎动、听胎心及检查子宫底的高度。如果发现胎动、胎心音或子宫底高度出现异常，或与妊娠月份不符，则可能说明胎儿有缺氧、发育迟缓或存在其他不正常情况，甚至表明胎儿可能有危险，孕妈妈应该及时到医院做进一步的检查。

若X型精子与卵子结合成受精卵，受精卵核型为44+XX，发育成女孩；Y型精子与卵子结合，受精卵核型为44+XY，发育为男孩。

◆ 胚胎发育

无论是男孩还是女孩，在它们的胚胎早期都不能辨认出来。早期胚胎既不是女性，也不是男性，而是中性。胚胎内存在两种性腺，一种是外层组织即皮质，另一种是间质组织即髓质。此外，胚胎内还存在两套导管，即苗勒氏管和午非氏管。正常性分化过程中，这两种性腺只有一种发育正常，继续存留，而另一种则逐渐退化而消失。如果这个胚胎存在两条XX染色体，胚胎中性腺皮质部分就大大地发展起来形成一个卵巢，苗勒氏管变成女性的输卵管、子宫和阴道的上端，而髓质部分就逐渐退化消失，胚胎最后发育为女性。待青春期有乳房发育、月经、外阴、子宫输卵管等女性特征。

如果这个胚胎有一条Y染色体和一条X染色体，性腺的皮质部分就停止发育，而髓质部分大大发展起来，形成睾丸，午非氏管最后形成尿道、阴茎、阴囊，发育成一个男性。待青春期可出现喉结、长胡须、精子形成等男性特征。如果性染色体的功能出现障碍，就不能形成一个完整的性腺，因而导致性畸形的发生，如“中性人”、“阴阳人”等。

6. 宝宝性别，受环境酸碱性的影响较大

什么是环境的酸碱性？简单理解就是阴道的酸碱性，阴道呈碱性有助于生男孩，反之，阴道呈酸性则容易生女孩。一般来说，阴道是呈酸性的，要想改变其酸碱性，就要学会给它“沐浴”。

据外国专家研究发现决定男女性别的关键就在于正确利用阴道酸碱度的变化，成功率在 80%左右。

◆ 精子数量和生育

大家已经知道，精子有 X 精子与 Y 精子，Y 精子能够制造男孩，X 精子能够制造女孩。

生命科学家谢特尔兹发现，在一次射精中的精子，Y 精子比 X 精子多出 2 倍。为何 Y 精子较多呢？事实上，关于出生婴儿性别的比率，根据统计，男孩 105 人，女孩 100 人，大致保持平衡。男孩稍多，但是不论在哪一个时代，寿命都是以女性较长，因此，生存的男女实际数目，能够借此而达到平衡。在射精的瞬间，制造男孩的 Y 精子比制造女孩的 X 精子多出将近两倍，但是诞生的婴儿男女比率，并没有很大的差距。也就是说，精子与卵子结合之前，Y 精子可能基于某些理由而脱落了。

因此，科学家分别采取阴道和子宫颈管的分泌液，放入毛细管的入口，再滴入少量的精液，以实验的方式，观察 X 精子与 Y 精子的行动，发现了很多新的事实：

基因与优生必知常识

在国外，用重碳酸钠溶液冲洗阴道一直是催生男孩的经典方法，而用醋酸溶液冲洗阴道则是催生女孩的经典方法。重碳酸钠溶液和醋酸溶液在国外医院都可以买到。醋酸溶液还可以自己制作，买一瓶白醋，用 5%的浓度配制醋酸溶液，即 1 升水中加50毫升白醋，再用阴道冲洗器进行冲洗就可以了，但此种方法并不能 100%成功。

放入阴道的分泌液时，X 精子比 Y 精子更为长寿，这时毛细管中呈现酸性。

放入子宫颈管的分泌液时，Y 精子的活动比 X 精子旺盛，这时毛细管中呈现碱性。

根据以上的实验，科学家得出这样的结论：

X 精子和 Y 精子在酸性液中的活动都很迟钝，尤其 Y 精子较衰弱。

在碱性液中，X 精子和 Y 精子的活动都很旺盛，但是 Y 精子的行动较为敏捷。

也就是说，制造女孩的 X 精子耐酸，而制造男孩的 Y 精子耐碱。这就是对卵泡发育成男宝宝或女宝宝的重大启示。

◆ 酸碱度影响宝宝性别

同房后，精子直接射入阴道内部，因为阴道是直接与外界接触的器官，为了防止外部的杂菌侵入，因此经常充满着强酸液。强酸液在阴道中抑制 X 精子的活动，但是 Y 精子的活动却更加受到抑制。所以，很自然地，在酸性液中受到强力抑制的 Y 精子的数目会比 X 精子更多，借此才能够使得与卵子结合的机会均等。

也就是说，精子讨厌酸性，射精后，精子进入阴道时活动变迟钝，但具体到 X、Y，它们对酸性的反应又有所不同。如果待在酸性液中同样的时间，则 Y 比 X 更早更快丧失活力。接近排卵日时，子宫颈会分泌碱性黏液。Y 的活力更容易得到激发，容易生男孩。离排卵日稍远时，X 比较有元气，容易生女孩。

孕产小百科

什么是骨盆外测量

骨盆外测量就是用骨盆仪测量骨盆的入口、出口和直径的尺寸。由此得知产道的大小，可以判断能否自然分娩。这项测量对初产妇尤其重要。不过，并不是说骨盆狭小的人就一定不能自然分娩，如果婴儿的头部不是很大的话，自然分娩也不会成问题。骨盆外测量的正常值以厘米计算，分别是：髂棘间径 23 ～ 25 厘米、髂嵴间径 26 ～ 28 厘米、骶耻外径 18 ～ 20 厘米、坐骨结节间径 9 ～ 10 厘米。医生会为产妇推知预产期能否顺利地分娩，并将各项自觉感受及检查结果记录在案。

7. 受孕时机不同，卵泡发育成男孩、女孩的概率不同

据日本科学家研究发现，受精卵结合前一个月的环境温度，也就是爸爸妈妈在性行为发生前的一个月所处环境的温度，是影响宝宝性别的重要因素。高温环境容易创造男宝宝，低温环境容易创造女宝宝。

◆ X 和 Y 的化合

有些理论，认为如果想要生女孩，只要让 X 精子早点到达卵子处，而想要生男孩的话，则只要让 Y 精子早点到达卵子处，创造一个能够受精的环境即可。

但是，需要注意的是，女性的生殖器，尤其阴道内的 pH 值（酸碱度），根据之前的说明，相信大家已经知道了。

阴道中的 pH 值，最高的时期就是排卵日当天。这时子宫颈管会分泌强碱性黏液。

基因与优生必知常识

美国航天航空医学研究中心，曾对 148 名职业运动员、64 名战斗机驾驶员和 25 名宇航员的子女的性别做了调查，结果发现他们的子女有 96% 是小姑娘，主要是由于他们要消耗很多的能量，使肌肉和体液中积累了较多酸性代谢物乳酸、铜酸，从而使可出生男孩的 Y 精子比 X 精子的活力失去得更多、更快，这样他们所生的子女就很少有男性了。

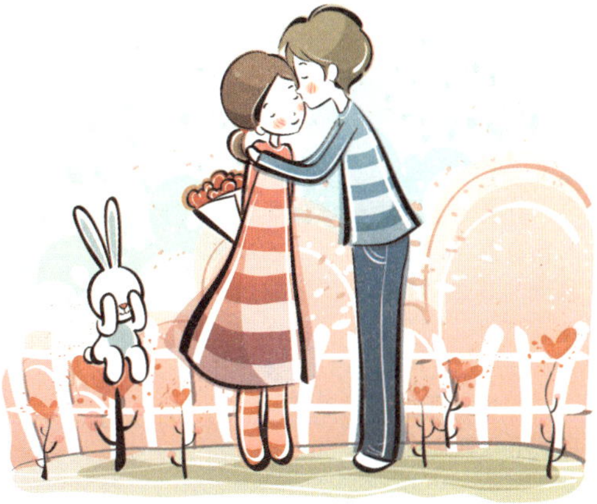

◆ 受孕时间与宝宝的性别

想要生女孩时，要帮助 X 精子受精，基本上要保证阴道内维持酸性的环境，有一定的方法。如排卵的两天前进行同房，排卵前阴道内的酸性度还很强，而且 Y 精子能够活到排卵日的概率甚低，因此，X 精子受精的机会就增多了。想要生男孩，原则上要采用与想生女孩相反的方法。即要帮助 Y 精子受精，减弱阴道内的酸性度，使阴道内呈现碱性。排卵日当天同房，这是阴道内碱性度最高的时候，制造男孩的 Y 精子其活动力比 X 精子更强。

◆ 决定宝宝性别的几个因素

当然，到底 X 精子或 Y 精子哪一个会与卵子结合，并不是只靠这一点来决定的，虽然没有这么单纯，但是却是决定宝宝性别的一大关键。

此外，在 X 精子与 Y 精子的性质之不同中，也包括了寿命之差。X 精子与 Y 精子相比，动作比较缓慢，到达子宫口的时间较长，但是，寿命也比较长，能够存活 2 ~ 3 天。

而 Y 精子的活动虽然比 X 精子活泼，可是寿命只有一天。因此，如果想要生男孩，就要在排卵日当天同房，这一点非常合理。卵子在排卵后，拥有 1 ~ 3 天的寿命，想要生女孩的话，可在排卵日的两天前同房，在排卵时 Y 精子的寿命已经结束，而 X 精子就容易受精了。

孕产小百科

产前的检查与诊断有哪些

有以下情况的孕妇需要做产前诊断：近亲结婚者、35 岁以上的高龄孕妇、分娩过染色体异常患儿的孕妇、多次出现自然流产或死产的孕妇。另外，还应检查母婴血型是否不合。血型不合有两种情况：

(1) ABO 血型不合。胎儿易发生溶血病，即妈妈血型为 O 型，爸爸血型为 A、B 或 AB 型。ABO 溶血病多见于第一胎。

(2) Rh 血型不合。当妈妈的血型为 Rh 阴性，爸爸的血型为 Rh 阳性时，分娩可使妈妈对胎儿的血液产生抗体，第一胎胎儿发病的可能性较小，分娩的次数越多，发病率越高。这类血型不合，常发生流产、死产，严重的会发生新生儿溶血性黄疸等。

8. 性爱质量高低，会左右宝宝的性别

女性的阴道内为酸性，但是其强度具有个人差。因人而异，有的人感受到两三次的高潮，阴道内会变化为碱性，形成容易生男孩的环境。另一方面，有的人即使感受到高潮，也只会减弱酸性度，而不会变化为碱性。

◆ 性爱质量影响宝宝性别的原因

利用性高潮可以改变宝宝性别的概率，其根本的原因还是控制体内的酸碱度。但是，女性阴道内的酸性度具有很大的个人差，不见得会因为高潮而变为碱性。根据某位美国学者的报告显示，阴道中的酸性度越强的话，即使感受到高潮，阴道内也不会变为碱性。

◆ 数据支持

研究发现：

1. 正常阴道内的酸性度pH值为3.8～4.2。

2. 第一次高潮刚过后pH值为5.2～6.0。

3. 第二次高潮刚过后pH值为6.3～6.8。

pH值的数字低于7则为酸性，高于7则为碱性，由这个数字就可以知道，在感受高潮时，酸性度会减弱，但是不见得会变化为碱性。

基因与优生必知常识

如果想生男孩，则在妻子到达性高潮之后再射精。因为精子耐酸性能力弱，如果在碱性环境之中，则Y精子比X精子更活跃。另一方面，如果女性达到了性高潮会分泌碱性液，那么性高潮次数越多，碱性液也就分泌越多，对于Y精子来说，便为其创造了更有利活动的环境。如果想生女孩，则在妻子达到性高潮前射精。抑制有利于Y精子的碱性液体的分泌，为子宫创造酸性环境。

◆ 理由

此外，关于高潮与阴道内酸性度的变化，科学家研究后认为：

阴道内的酸性度通常为 pH 值 4.0～5.6；同房时，数值会上升（酸性度减弱）；第一次的高潮时 pH 值为 6.4；第二次的高潮时 pH 值为 7.2（阴道内由酸性变为碱性）；刚射精后pH值为8.4（碱性）；结束后阴道内的 pH 值急速倾向于酸性。

这个资料显示第二次的高潮时，阴道内部会由酸性变为碱性。此外，在刚射精后的数字，由于精液本身的 pH 值为 8.4～8.8 的碱性，所以很明显的是受到精液的影响而产生的变化。如果想要生女孩，只要让 X 精子早点到达卵子处，而想要生男孩的话，则只要让 Y 精子早点到达卵子处，创造一个能够受精的环境即可。

可见，如果想生女孩，就不成问题，基本条件是保持阴道内为酸性。因为阴道内原本即为酸性，所以要选择性同房，不要过度刺激，赶快射精，就能够达到 70%的成功率。最困难的就是想生男孩。达到两次高潮，有时阴道内还是呈现酸性。此外，在排卵日或之前不久射精，比较容易生男孩。不过，同房时达到高潮较为有利。即能享受性爱之乐的夫妻，较容易生男孩。

短期内频繁同房，每次射精量少，生女孩的可能性大；反之则生男孩的可能性大。

孕产小百科

为什么孕早、晚期尿频

准妈妈在妊娠的早期和晚期常有尿频、尿不尽的感觉，总想上厕所，这是正常的。这是由于妊娠而膨胀起来的子宫压迫了后面的膀胱引起的。妊娠中期时，子宫有所上升，对膀胱的压迫解除了，尿频的现象就会消失。但是到了妊娠晚期，由于下降到骨盆内的宝宝头部将会压迫膀胱，所以又会出现尿频的现象。因此，孕早期尿频、孕中期没有尿频、孕晚期又有尿频的波动现象是正常的，但千万别憋尿。如果发现小便混浊或小便时有痛感，应及时就医。

第四章

保护好身体，为宝宝养出优质基因

BAO HU HAO SHEN TI,
WEI BAO BAO YANG CHU YOU ZHI JI YIN

一个优质的宝宝，一定继承了父母的优质基因。所以，年轻的父母准备生宝宝时，要施行一定的优生措施，归根结底就是为了保护基因的安全性。

从父母储备精子卵子到两者成功结合开始孕育生命，一定要在这个过程中保护好新生命的基因——父母要做好两个方面：将优质基因传给宝宝，不让优质基因在“传输”过程中变坏。

一般来说，准爸爸妈妈只有在孕前孕后采用健康的生活方式才能保证将优质基因传给宝宝。

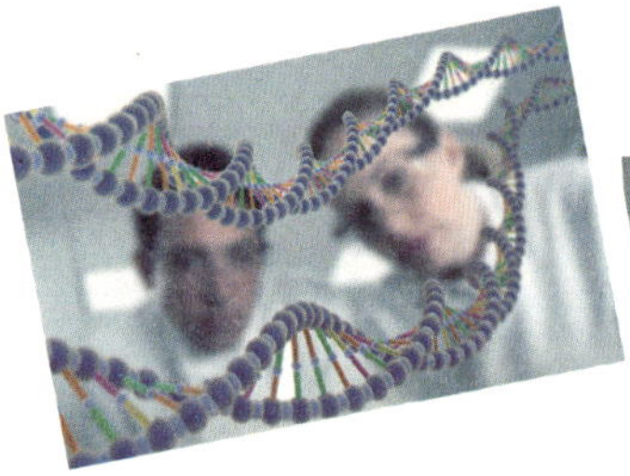

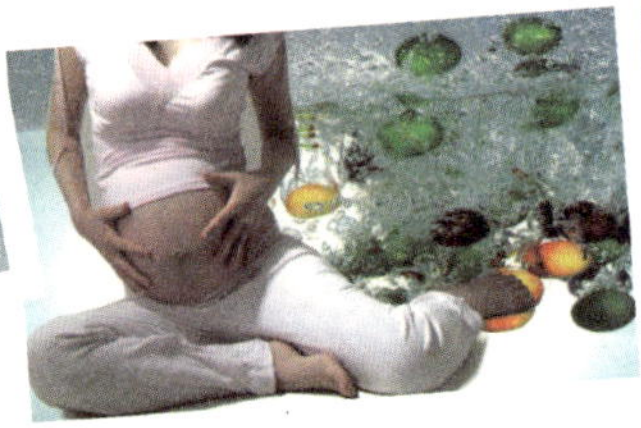

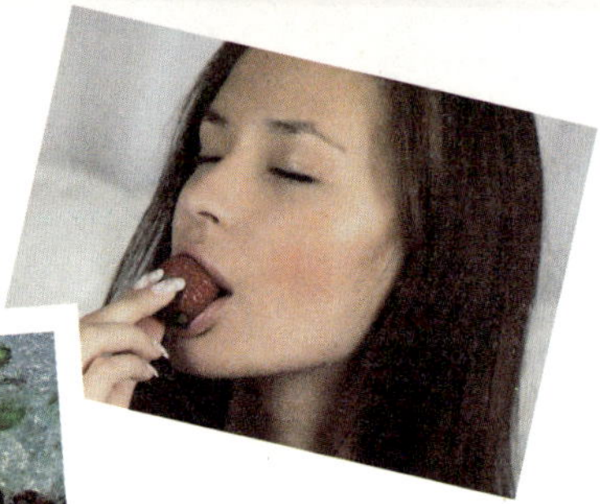

胚胎着床

胎儿发育出现问题

你做基因筛查了吗

储备高质量的精子

春天播种，种子才会发芽

补充维生素

女人好辛苦

注射疫苗

爱情的结晶

远离电子产品

感染防护墙

戒烟戒酒

辐射

叶酸

营养

孕期检查

在最佳季节受孕

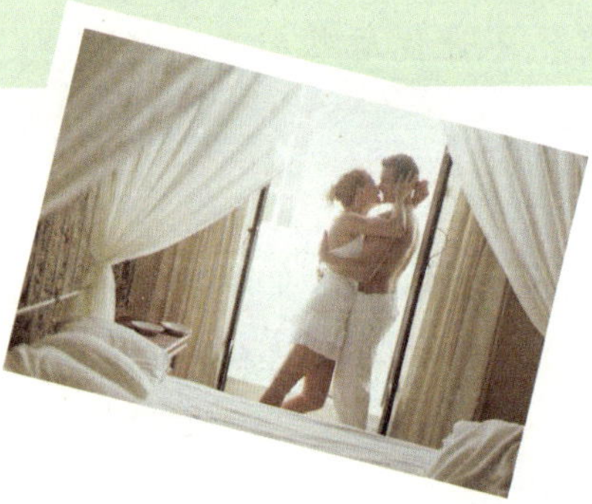

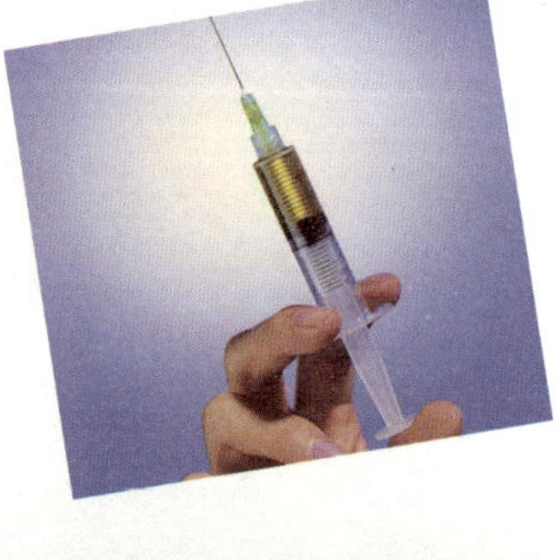

1. 养个好宝宝，女人会付出更多

毫无疑问，卵子和精子的质量决定了宝宝的质量。所以，保证精子卵子的质量是优生优育的第一关。

◆ 保护精子和卵子的质量

准爸爸妈妈在孕前所有的优生优育行为，都是为了一个目的：让卵子和精子的质量更高——让它们带着健康的基因和完美的生命信息孕育下一代。

卵子和精子是脆弱的，稍有不慎，就会遭受破坏。一般来说，体内有充足的营养和良好的环境，才能保证卵子和精子的质量，才能保证基因的完整性。但很少有人知道，妻子在保护卵子时，比丈夫保护精子时的难度更大，付出更多。

基因与优生必知常识

一个卵细胞排出后约可存活 48 小时，在这 48 小时内等待着与精子相遇、结合。若卵子排出后由于多种原因不能与精子相遇形成受精卵，便在 48 ～ 72 小时后自然死亡。失去这次受精的机会，就要等到另一个卵子成熟并被排出，重复同样的过程。

左右两个卵巢通常是轮流排卵，少数情况下能同时排出两个或两个以上的卵子。如果分别与精子相结合，就出现了双卵双胞胎和多卵多胞胎。

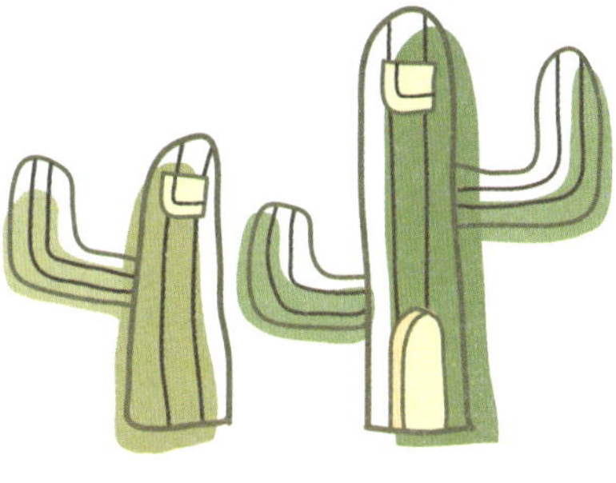

为什么说“宝宝是爸爸妈妈爱情的结晶”呢？从生理的角度看，妈妈提供了卵子，爸爸提供了精子，两者结合后便形成受精卵，里面有卵子和精子各自带入的 23 条染色体，组成的 23 对染色体将生命信息传递给新生命——宝宝的样子由此定型并开始孕育。

◆ **卵子的形成**

卵细胞是女性性腺——卵巢产生的，是人体最大的细胞，也是女性独有的细胞，是产生新生命的母细胞。女性在胚胎时期 3 ～ 6 孕周时既已形成卵巢的雏形。出生前，卵巢中已有数百万个卵母细胞形成，经过儿童期、青春期，到成年也就只剩 10 万多个卵母细胞了。卵母细胞包裹在原始卵泡中，在性激素的影响下，每月只有一个原始卵泡成熟，成熟的卵子再从卵巢排出到腹腔。一般来讲，女性一生成熟的卵子为 300 ～ 400 个，其余的卵母细胞便自生自灭了。

也就是说，卵子早就形成，存贮在卵巢内，而且在出生后卵子数目不会增加。如果卵巢受到“污染”，往往是“一粒老鼠屎，坏了一锅粥”，所有的卵子可能都会受到损伤，造成无法挽救的后果。

◆ **精子的形成**

精子则不是这样。精子的形成在性成熟之后，由睾丸里的一部分精原细胞开始进行减数分裂。经过两次连续的细胞分裂、变形，形成成熟精子。也就是说，精子是新生产的，约 3 天就可以成熟一批。假如这一拨精子质量不高，那么不用担心，丈夫可以提高下一拨精子的质量。

卵子需要妻子花一生的时间去保护，保护不好，可能是致命的；精子只要丈夫花上一段时间去保护，保护不好，可以重新再来。所以说，在保证优生优育过程中，妻子要付出更多——不仅为卵子的成熟提供良好条件，更为保护好卵巢内的卵母细胞付出更多的努力。

孕产小百科

环境对孕妇的影响有哪些

良好的环境，对孕妈妈和宝宝来说是非常重要的，安全清新的外界环境和健康和谐的家庭环境等有助于优生，对宝宝的健康发展来说都是具有重要意义的。在化学工业、制药行业及实验室工作的孕妈妈们要注意了！在平常的工作中会经常接触各种有机溶剂，这在无形中会对生殖健康造成危害。在妊娠最初的几周里，胎宝宝正处于面部器官的融合期，孕妈妈如果经常接触有机溶剂，容易导致新生儿中枢神经系统缺陷、唇腭裂等。在这个阶段，如果实在无法避开可疑的有害物质，就应该严格遵照安全操作规程，穿防护服，戴隔离帽和口罩，避免粉尘的吸入，避免皮肤的接触。

2. 做好孕期检查，规避正常发育时的错误

人类胚胎的正常发育是一个不可思议的复杂、精细、和谐的过程。这一过程的进行由基因及其产物所指导，并受到环境因素的影响。

◆ 胎儿的发育

胎儿发育异常最关键的时期是在妊娠后的头 12 周内，特别是在第 3 ~ 8 周。在此期间，三个重大的发育过程同时出现：众多细胞的形成、细胞分化成特定器官，以及细胞向所有发育中的器官迁移。发育过程包括有细胞程序化死亡、组织间的融合，以及每种组织或结构按特定顺序的一步步发育。遗传或环境影响（或两者兼而有之）可能会导致一个或多个这样的进程出现缺陷。例如，干扰手部的细胞程序化死亡能够导致手指始终保持融合状态（并指）；干扰细胞迁移会造成容纳脊髓的管道不能闭合，因而导致脊柱裂（脊髓和神经通过背部的孔洞挤出在外）；而干扰细胞的迁移会最终导致智力低下、癫痫症以及其他的大脑功能异常。

基因与优生必知常识

孕检项目必须由专业妇产科医师根据受检者的具体情况，选择合理的检查项目，全面、客观、科学地分析受检者的病历资料和检查结果，并对检查出的疾病及时治疗并提出指导性意见。例如：戒除不良生活习惯，避免使用致畸药物，孕前避免接触有毒工作和不良生活环境，避免与宠物亲密接触，预防乙型肝炎、梅毒、艾滋病等母婴垂直传播性疾病，重视合理营养，补钙、补充小剂量叶酸制剂等等。

◆ 胎儿畸形的原因

由于细胞之间通过信号相互交流，一个区域的异常可能影响到发育中的胚胎的另一部分，结果会导致出现其他的异常。有害因素如德国麻疹病毒（风疹病毒）、巨细胞病毒、弓形体、药物、发烧、X线治疗，以及其他有毒物质，都能对胚胎或胎儿的发育造成不良影响，因而导致多种缺陷。遗传的或新发的基因缺陷在此关键时期也能造成类似的后果。

可见，畸形可能限于某个器官，也可能出现在身体多个不同的系统，具体取决于后天性“损害”的时机或是某个只在特定时间针对特定发育器官发挥作用的基因出现缺陷。所以，准爸妈们最好能够通过孕前检查，排除潜在的危险因素，尽可能安全地孕育健康宝宝。

孕产小百科

为什么需要做唐筛

唐氏症患儿由于智力严重低下，生活完全不能自理，并且携带多系统并发症，终生无法治愈，因此给家庭带来沉重的精神和经济负担。尽管有许多准妈妈们对唐氏筛查提出质疑，而且唐筛结果也并不能十分准确地判断宝宝是否是愚型，但毕竟这是最经济、便捷和安全的检测方法。如果显示危险性高，再进行羊膜穿刺或绒毛检查，通过羊膜穿刺检查或绒毛检查，确定胎儿染色体是否正常、是否患有唐氏症。唐氏综合征的发病率为1/800～1/600，在我国，每20分钟就有一位唐氏儿出生。据统计，在国内平均每位唐氏儿带给家庭和社会20万元经济负担。

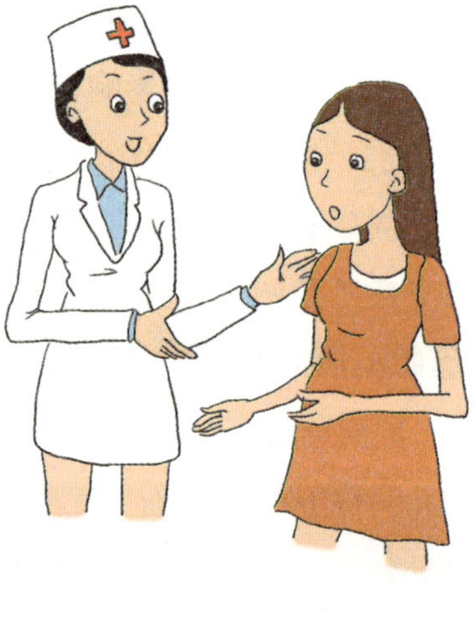

3. 男性孕前检查，为宝宝储备高质量的精子

优生优育丈夫也要负责任。丈夫的精液检查一般包括精液量、颜色、黏稠度、液化情况、pH 值及精子密度、活动率、形态等项目。

◆ 优生的责任划分

人们习惯上将优生的责任完全归于妻子，这种观点是错误的，因为优良的婴儿必然来自优良的受精卵，而优良的受精卵又必来自优良的精子和优良卵子的结合。因此，欲得优良的后代，首先夫妻双方身体和心理都应是健康的，没有患遗传病，而在受孕前都要避开一切会损害生殖细胞的不良因素。

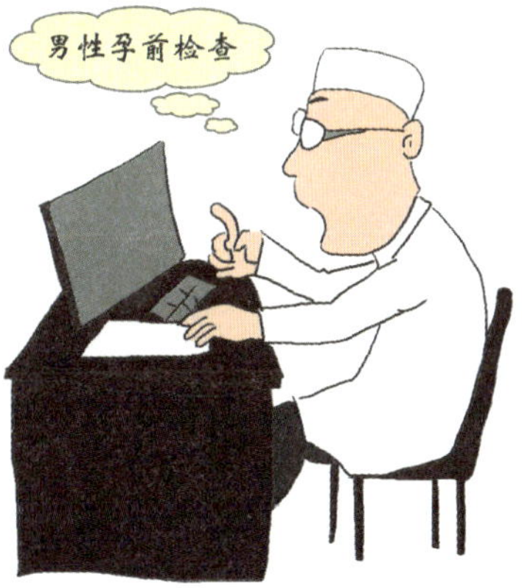

基因与优生必知常识

经常吃南瓜叶和南瓜子、白洋葱、姜、西红柿等食物，再加上适当的体育锻炼和保持健康的体重，不抽烟和不过度饮酒等，将会有助于男性提高精子质量。很多植物和健康食品都有助于增加精子数量和提高精子质量。从南瓜叶中提取的新鲜深绿色汁液用同量的鲜奶稀释，每天一杯可以起到很强的滋补作用，有助于男性增加性欲，提高精子质量，恢复生殖能力。我们平时吃的食物当中，洋葱和大蒜也有提高精子质量的作用。

科学研究证明，男性缺锌可能是男性不育的一个原因。正常人的血浆中锌含量为 0.6 ～ 1.3 微克 / 毫升。而精液中锌含量比血液含锌要高百倍。锌直接参与精子内的糖酵解和氧化过程，保持精子细胞膜的完整性和通透性，维持精子的活力。

从医学角度讲，在优生优育的问题上，男女所承担的风险应该是相同的。不少男性过于自信，总认为自己身体棒得很，不愿意到医院检查，殊不知，比如无精子症等疾病自身并不一定有不适感觉。

◆ 男性疾病

男性泌尿生殖系统的病症对下一代的健康影响极大，因此这个隐私部位的检查必不可少。如果觉得自己的睾丸发育可能有问题，一定要先问一下父母，自己小时候是否患过腮腺炎，是否有过隐睾、睾丸外伤和手术、睾丸疼痛肿胀、鞘膜积液、斜疝、尿道流脓等情况，将这些信息提供给医生，并仔细咨询。

◆ 男性的生活坏习惯

其中包括酗酒、抽烟、超负荷工作、高温环境、内裤过紧、熬夜、工作和情绪压力等，都会造成暂时性的精子质量不高。男性完全可以通过健康的生活方式来提高精子质量。虽然没有强制性的规定，为了优生，男性在备孕期间最好还是做一些检查，确定精子无问题再怀孕。

孕产小百科

早期孕妈妈营养饮食原则是什么

由于早孕反应，以及增大的子宫压迫胃和其他消化器官，准妈妈常常会出现消化不良、食欲不振等情况。这个时期，准妈妈可适当加重饭菜滋味，但仍需忌辛辣、过咸、过冷的食物，最好以清淡、有营养的食物为主。

这段时期，如进食的嗜好有所改变也不必忌讳，吃些酸的食品可以增进食欲。

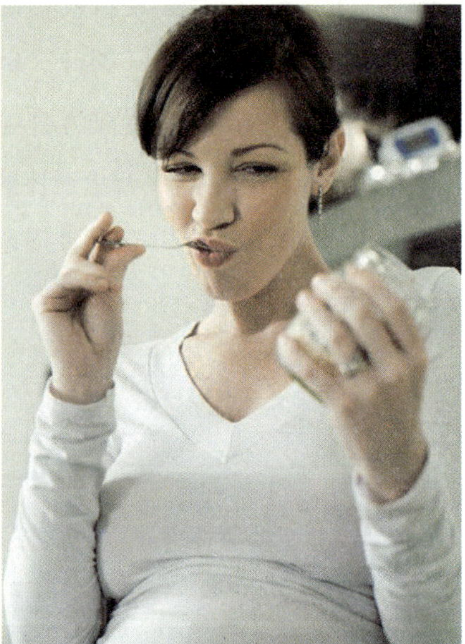

4. 远离电子产品，不让辐射破坏好基因

电离辐射主要指各种射线，它可引起基因突变和染色体畸变，对优生优育的危害较大。

◆ 意想不到的辐射

当你与家人围坐在电视旁欣赏节目，或使用计算机在网络上遨游时，你可能不会想到，家用电器、电子设备在使用过程中都会不同程度地产生不同波长和频率的电磁波。这些电磁波无色无味、看不见、摸不着、穿透力强，且充斥于整个空间，令人防不胜防，其作为一种新的污染源，正悄悄地侵蚀着你的身体，影响着你的健康。

◆ 主要辐射源

家用电器的污染主要有电离辐射和电磁辐射以及静电、噪声等。电离辐射主要指各种射线，它可引起基因突变和染色体畸变，对优生优育的危害较大。电磁辐射又叫电磁波，其危害相对较小，但却无处不在，可以说只要用到电，就有电磁辐射；另外，金属、半导体在高频电磁场内加热处理也会发出电磁波，无线电微波就是最常见的一些电磁辐射。静电本身没什么危害，但它会促使灰尘和一些有害物质吸附、聚集而有损健康。

基因与优生必知常识

照射X射线可能使卵细胞遭受损害而发生畸变，因为在孕前3个月进行X光照射，不但可能造成宝宝畸形、流产、死胎等，还可能增加宝宝日后患癌症的发生风险。因此，一般情况下照射X射线后主张避孕3个月来避免X射线对怀孕的影响。

门诊中，时常有女性在孕前3个月接受过X射线，有的甚至已经知道怀孕了，还因单位例行检查而接受了X光照射。这一点一定要引起孕妈妈的注意，以免引起不必要的伤害。

◆ 辐射破坏基因

某些电器产品如辐射对人的机体有所损害，主要是进入体内后影响细胞内的DNA，打断DNA链，或者改变DNA分子的结构，使DNA变异（或者叫突变），从而导致DNA编码合成的蛋白质不具有原本应具有的功能，进而对人体造成损害，同时DNA的变异可以是长期的，所以也会影响生殖细胞，结果使后代也产生相应的症状，例如切尔诺贝利事故之后出生的许多婴儿都严重畸形。

辐射还可以诱发基因产生突变，基因突变的频率很低，且具有不定向性，也就是说基因突变可能使突变个体获得某些优势，也可能对其造成伤害，但是绝大多数基因突变都是有害的。

因此，备孕前后，应留意家里或公共场所的辐射源，避免辐射给胎儿造成不必要的伤害。

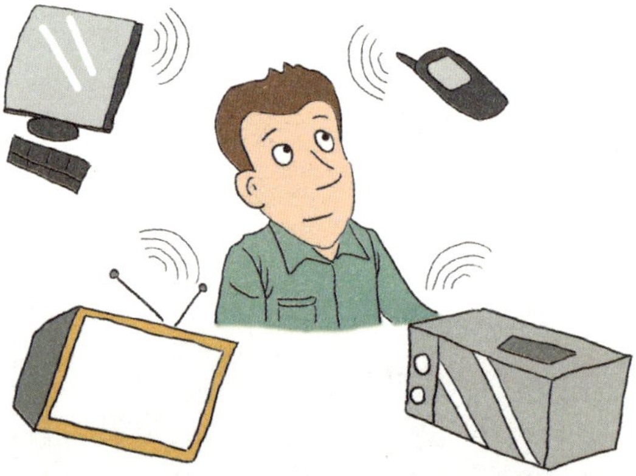

孕产小百科

进入孕中期的生活要点有哪些

1. 多聆听优美旋律，多读富有高雅格调的书报，保持良好情绪
2. 避免不良情绪刺激（如淫邪、凶杀、秽臭、噪声、邪念、丑陋、恐吓等）
3. 保持良好心态，轻松度过妊娠反应期，想吐就吐，不吐就多吃，顺其自然
4. 避免孕妈妈情绪不佳，导致内分泌介质变化，影响到胎儿。古人云："欲子美好，数视璧玉，欲子贤良，端坐清虚，是谓外象而内感者也"
5. 避免性生活
6. 怀孕3个月，应做全面产前检查一次

5. 孕前补充维生素，为好基因提供叶酸营养

准妈妈在孕前一定要注意补充维生素，这对孕育宝宝是非常有益的。

◆ 补充叶酸

对于孕妈妈而言，叶酸是一种重要的维生素。叶酸缺乏将导致孕妈妈发生巨幼红细胞性贫血，影响胎宝宝的发育。然而，许多孕妈妈在此阶段并不知道自己缺乏叶酸，也不知道自己已经怀孕，这有可能错过补充叶酸的关键时期。

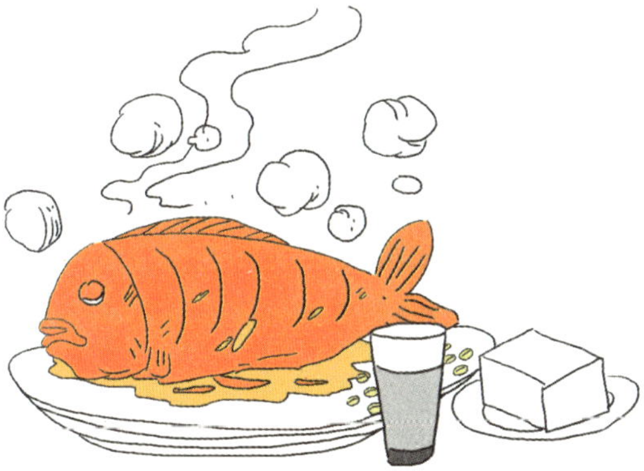

基因与优生必知常识

猕猴桃对育龄女性来说是很好的营养食物，猕猴桃是“天然叶酸大户”，孕前如常吃猕猴桃，有助于防治胎宝宝各类缺陷和先天性心脏病。育龄女性应从怀孕前3个月开始每日补充叶酸400微克，并且持续至整个孕期。

日常还可多吃一些富含叶酸的食物，包括芦笋、梨、香蕉、豆类、西蓝花、蛋黄、肝、菠菜、草莓、酸奶等。

科学证明，怀孕早期是补充叶酸的关键时期，能预防胎宝宝的脑神经管畸形。

孕产小百科

如何进行音乐胎教

怀孕3个月后，胎宝宝的耳朵形成，胎儿会对声音产生反应，所以在为孕妈妈播放音乐时，也会给胎儿的听觉带来良性的刺激，促使胎儿听觉系统发育与完善。

怀孕3～4个月时，大多数孕妈妈仍会有妊娠反应，呕吐、眩晕等不适，通常将孕妈妈折腾得心情忧郁、烦躁。所以这时孕妈妈最好听那些轻松愉快、诙谐有趣及优美动听的音乐，使孕妈妈的不安心情得到缓解、放松，精神上得到安慰，从而有利于胎儿的健康成长与发育。

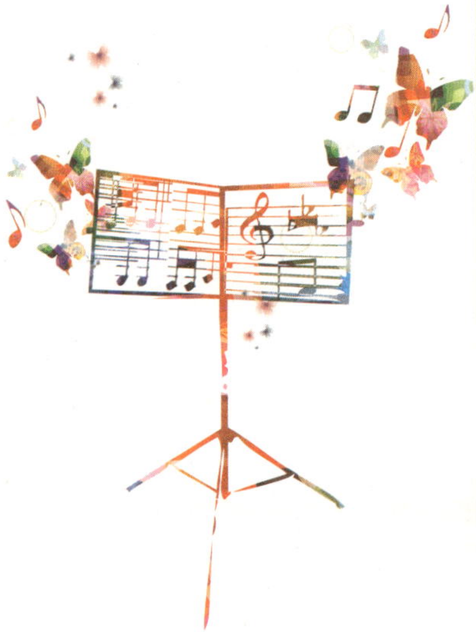

◆ 叶酸对孕妇的作用

叶酸是一种水溶性B族维生素，对细胞的分裂生长及核酸、氨基酸、蛋白质的合成起着重要的作用，是胎儿生长发育不可缺少的营养素。叶酸之所以对胎儿的发育有益，是因为其具有一种亚甲基四氢叶酸还原酶（MTHFR）。在这个酶的激活下，叶酸变身，开始消灭危险分子同型半胱氨酸，同时变身的它还参与DNA材料的加工。

科学研究标明：在孕前3个月和妊娠的头3个月内服用叶酸补充剂，能够预防脊柱裂。随后的临床试验也证实了这些观测资料。如今，向那些计划妊娠的妇女推荐服用叶酸补充剂成了医生理所应当的一种标准做法。这是在预防一种常见出生缺陷上少有的重大进步。

尽管对于其他维生素及营养补充剂的类似效应在医学界所知甚微，但中等剂量的叶酸补充剂在准备妊娠及妊娠初期显然是有益的。叶酸除了能够预防神经管缺陷外，还有证据显示其能降低其他出生缺陷如唇裂和腭裂的发生率。此外应当避免服用大剂量维生素A。至于其他各种维生素的必要性还有待去证明。

6. 在最佳季节受孕，将最好基因给宝宝

为了优生及母亲的健康，准备怀孕的夫妻除了注意选择在最佳生育年龄受孕外，还应尽量选择在恰当的季节受孕。

◆ 避免的误区：最好在春天怀孕

相当一部分人认为，春季万物复苏，春暖花开，应该是怀孕的最佳季节，其实这是许多年轻父母的常见误区。从医学角度来说，春季并非怀孕的最佳时机，反而是很不提倡的受孕的季节。一方面，春季空气湿度大，温度升高，有利于各类病毒的生长，病毒性疾病在人群中迅速流行，尤其是流感病毒、风疹病毒、巨细胞病毒、肝炎病毒等多种病毒活动最为猖獗。这个阶段怀孕，将导致准妈妈的免疫系统功能低下，使准妈妈的感染概率大大增加，直接影响胎宝宝大脑神经系统的发育，后患无穷，很容易诱发成年后可怕的精神分裂症。

基因与优生必知常识

夫妻同房时必须心情良好，这样才能为优生打下很好的基础。《景岳全书》指出，“夫妻同房应在时和气爽，情思清宁，精神闲裕”下进行。这样“得子非唯少疾，且聪慧贤明”。饭后最好夫妻单独待在一起，再放上一曲轻音乐，一边听一边进行感情交流。可以体会对方的情感和需求，可以表达自己的感受，也可以共同回忆恋爱中的趣事，憧憬未来家庭和宝宝的美好，当夫妻双方在情感、思维和行为等方面都达到非常和谐统一的境地时再进行同房。

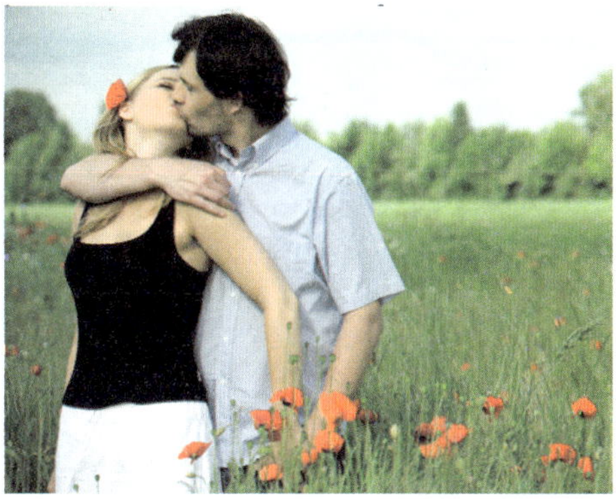

另一方面，有调查发现，在春天受孕的女性较在其他季节受孕的女性更容易在妊娠时间不足37周时就生下早产儿。可能是因为随季节不同，人们的饮食、日照、锻炼习惯都会发生变化，影响到人体免疫系统，从而给怀孕带来潜在影响。而且，人和动物一样，一般在春季会情绪变化大，容易烦躁和生气，心情不易平静。这可能是季节变化带来的波动，或是正常的生理周期起伏的关系。如果选择在这个季节怀孕，情绪的变化很容易影响腹中正形成的胎宝宝，尤其是孕早期的胎宝宝，生气、烦恼、焦躁会影响宝宝健康，甚至导致缺陷儿的形成，比如有些唇腭裂的胎宝宝，就跟孕早期准妈妈的心情、情绪密切相关。

良好的环境包括气候舒适怡人、居住的环境整洁清爽、空气清新，这有利于精卵结合着床和胎儿的发育成长。选择最佳环境，要求夫妻双方感情融洽、思想统一、步调一致，还要注意兼顾工作、学习等，在经济和物质方面做好必要的准备。

孕产小百科

怎样排解准妈妈的孕期焦虑

准妈妈的孕前心理状态是很重要的，只有拥有了良好的心理状态，在出现问题的时候才能心平气和并理智地去解决。

准妈妈们应该多阅读一些积极乐观并有助于精神心理平衡的书籍，加强个人修养，培养良好的人际关系和工作、生活方式，及时排解忧郁、紧张的情绪。多数医院都会有定期的孕产知识讲座，准妈妈们应该尽可能地参加，多了解一些相关知识，以便做好迎接宝宝到来的思想和物质准备。

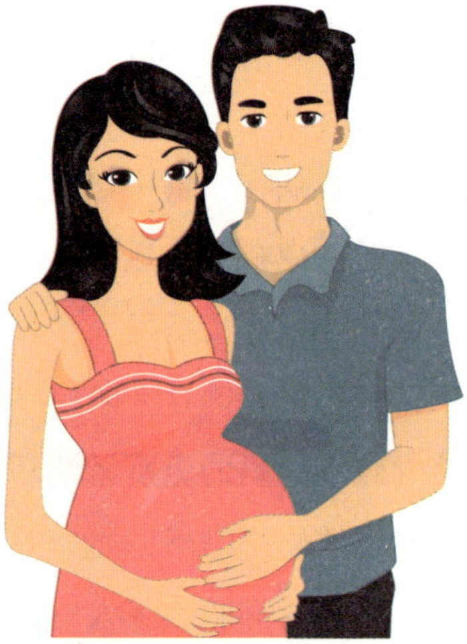

良好的环境能使怀孕妈妈情绪稳定、乐观，更有利于优生。

7. 及时注射疫苗，孕前建好感染防护墙

为了保险起见，准妈妈们最好将注射乙肝疫苗的时间提前11个月。

准爸爸、妈妈们肯定十分关注未来10个月里宝宝的健康状况，希望胎宝宝不受任何疾病的困扰。强身健体固然是夫妻双方的孕前必修课，但也不可忽视某些传染疾病对胎宝宝的危害，要防止传染病的突然侵袭，最直接、最有效的办法就是注射疫苗。那么，妻子孕前应注射哪些疫苗呢？

◆ 注射风疹疫苗

风疹是由风疹病毒引起的急性呼吸道传染病。通过空气飞沫和日常密切接触传播。发病季节一般集中在3—5月份。风疹病毒可以通过呼吸道传播，如果母亲感染风疹，就容易导致流产、早产、胎死宫中等严重后果，而且还可能造成胎宝宝畸形。更重要的是，风疹病毒是导致先天性心脏病的主要因素。

◆ 注射乙肝疫苗

我国是乙型肝炎的高发地区，被乙肝病感染的人群高达10%左右。如果母亲患有乙肝，可垂直传播给胎宝宝，给宝宝的一生带来影响。因此应把注射乙肝疫苗列为重中之重。这样才能保证在怀孕的时候，既产生了抗体，又让她体内的疫苗病毒完全消失。不过，也有可能在3针注射完后仍未产生抗体，或者抗体的数量偏少，需进行加强注射。

基因与优生必知常识

并非所有的预防接种都是安全的，诸如麻疹、腮腺炎等病毒性减毒活疫苗，口服脊髓灰质炎疫苗以及百日咳疫苗，孕妈妈都应禁用。孕妈妈如果有接种疫苗的需求，则应该向医生说明自己怀孕的情况，以及以往、目前的健康情况和过敏史等，让专科医生决定究竟该不该注射，这是最安全可靠的方法。

准备怀孕的女性，在接种疫苗时应问清楚医生，接种多久后怀孕才安全，这样才可以计划怀孕，尽可能地避免疫苗对胎宝宝产生影响。

◆ 注射其他疫苗

可供孕前妻子选择的疫苗除了上述两种必不可少的以外，还可根据自身的健康状况，结合医生的建议，考虑是否需要注射其他疫苗。其他疫苗包括下面几种：

流感疫苗

流感疫苗期效较短，抗病时间只能维持1年左右，并且只能预防几种流感病毒。通常说来，流感疫苗适于儿童、老人及抵抗力相对较弱的人群。妻子应根据自己身体状况来做决定。

甲肝疫苗

甲肝病毒可通过水源、饮食传播。怀孕之后，因为内分泌的变化和营养需求的大增，肝脏的负荷加重，抗病能力随之减弱。如果妻子贵为白领，经常出差或时常奔赴饭局，应至少在孕前3个月注射此种疫苗。

水痘疫苗

如果在孕早期感染水痘，会引起胎宝宝先天性水痘或新生宝宝水痘，如果在孕晚期感染，则可能导致准妈妈患严重肺炎甚至威胁生命。水痘具有较强的传播性，因此应结合自身职业和所在地区的特点，考虑是否注射水痘疫苗。

狂犬疫苗

这种疫苗属于事后注射疫苗，也就是在被动物咬伤后再注射。在生活中注意防范，这种麻烦是完全可以避免的。若不慎被动物严重咬伤，必须征求医生的意见，才能考虑注射。

孕产小百科

什么时候你可以感受到胎动

在4个月的时候，胎儿在子宫里开始做更多的动作了，可以握紧拳头、眯着眼睛斜视、皱眉头、做鬼脸，也开始会吸吮自己的大拇指。这些动作能够促进胎儿大脑的成长。最特别的事情就是胎儿会在子宫中打嗝了，这是胎儿开始呼吸的前兆，遗憾的是准妈妈却无法听到这个声音，主要的原因是胎儿在这时候气管中充斥的不是空气而是流动的液体。这一周，可以明显地感到胎动，好好享受这一刻吧！有时间的话将宝宝第一次胎动的时间记录下来作为将来回忆的见证。对于过去有怀孕史的孕妇来讲，可能会发现胎动的时间比过去提前了，这都是正常的，不必担心。

8. 戒烟戒酒要趁早，饮食坏习惯会害了宝宝

要想保证生健康的宝宝，准爸爸、妈妈一定要戒烟、酒，这样才能保证宝宝基因的健康和完美。

◆ 烟草危害宝宝健康

日常生活中很多人习惯于饭后点支烟，并美滋滋地曰“饭后一支烟，赛过活神仙！”也许，吸烟的确能给他们带来短暂的快乐，可是，这个“活神仙”对他们即将孕育的宝宝简直是一个无声而残忍的杀手。

烟草中的有害成分通过血液循环可以进入生殖系统而直接或间接地发生毒性作用。对准爸爸而言，吸烟不仅会影响到受孕的成功率，而且也会严重地影响受精卵和胚胎的质量。另外，长期大量地吸烟者更容易发生性功能障碍，也间接地降低了生育能力。

为了下一代，不要当“活神仙”。如果说禁烟对人们来说只是一种号召，那么对准爸爸来说则是一道命令，在准备怀孕前至少要提前三个月到半年开始戒烟。

基因与优生必知常识

孕前要戒烟，那酒呢？男性长期大量饮酒，会影响精子的生成和精液质量，导致生殖腺功能低下，甚至会出现睾丸萎缩、阳痿以致不育等。科学研究表明，乙醇不仅伤害生殖系统，而且会导致精子、卵子遗传基因的突变，对生殖细胞有强烈的毒害作用。

男性酗酒可使20%的精子发育不全或游动能力差。这种精子如果和卵子相遇而形成受精卵，发育形成的宝宝是不健康的。

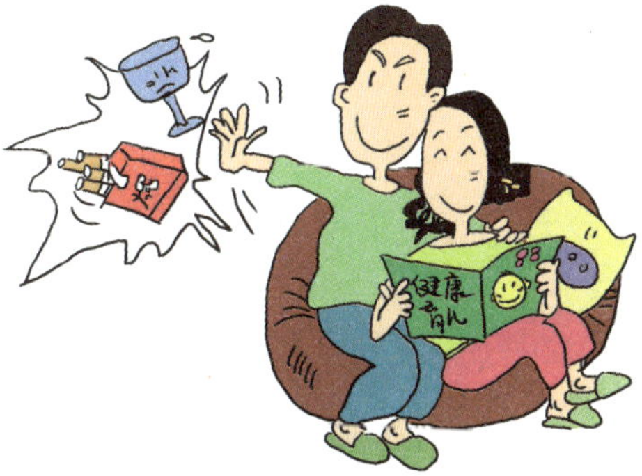

◆ 吸烟会破坏基因

研究表明，毒物代谢酶基因、叶酸代谢基因、DNA 损伤修复蛋白、抑癌基因以及血管舒张因子基因在吸烟危害过程中起着重要作用，遗传因素在香烟有害物质致病中起到重要的推动作用，如 CYP1A1 基因编码的蛋白可以将香烟中本身无毒的物质激活，增加其对机体的毒性。

另一方面，烟草及烟草烟雾中含有多种致癌物质和促癌物质，如苯并芘、二甲基亚硝胺、酚类化合物、放射性元素等。其他严重的有害物质包括尼古丁、一氧化碳和烟焦油。烟草烟雾中的自由基成分还会破坏遗传基因，损伤细胞膜和降低抵抗力，促使组织癌变。

孕产小百科

孕中期应增加哪两种食物的摄入

1. 主粮摄入。应选用标准米、面，搭配摄食些杂粮，如小米、玉米、燕麦片等。一般来说，孕中期每日主粮摄入应在 400~500 克之间，这对保证热量供给、节省蛋白质有着重要意义。

2. 动物性食物。动物性食物所提供的优质蛋白质是胎儿生长和孕妇组织增长的物质基础。此外，豆类以及豆制品所提供的蛋白质质量与动物性食品相仿。对于经济条件有限的家庭，可适当选食豆类及其制品以满足机体需要，但动物性食品提供的蛋白质应占总蛋白质量的 1/3 以上。

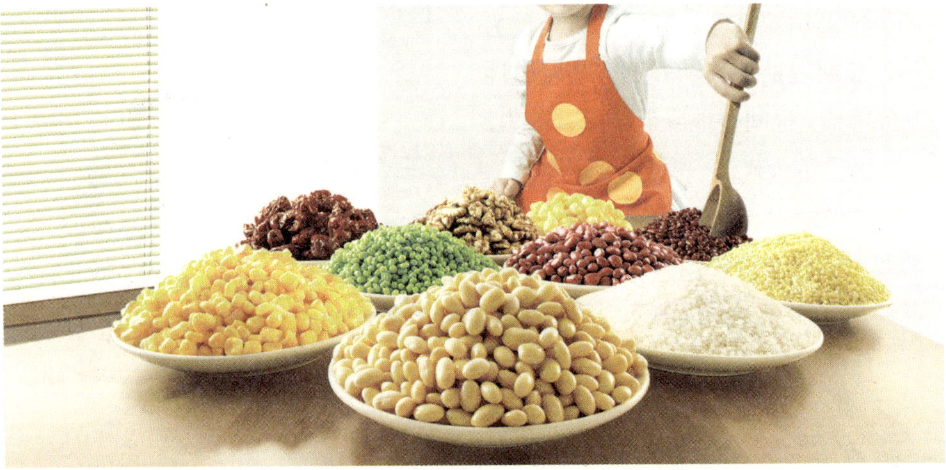

9. 胚胎着床前基因筛查，保证胚胎质量

根据筛查的结果，医生仅植入那些不含有疾病的胚胎，从而确保婴儿可以免于我们这里讨论的这些疾病的侵扰。

PGS 对胎儿的意义

胚胎着床前基因筛查 (PGS)，也可以叫作胚胎筛查，它是一种基因筛查与体外受精 (IVF) 的基因筛查组合。IVF 是一个在实验室中做的卵子在机体外受精的程序，比如说在试管或者培养皿中。大约 5 天之后，胚胎仍然在实验室，胚胎着床前基因筛查就进行完了。这个程序包括从每一个胚胎中提取一个单细胞，然后实行基因筛查来确定它们是否具有使身体受损或者威胁生命的疾病。

着床前基因筛查的意义

因为胚胎着床前基因筛查使准父母能够选择植入哪些胚胎，这种方式出生的后代有时被轻蔑地称为“设计出来的婴儿”，意思是说他们被父母设计成某个独特形式，如免于一种特定的疾病。这种选择性让胚胎着床前基因筛查处于一个极端的伦理争论中：一些人认为应该彻底禁止这种方法，而另外一些人认为这是积极的一步。

基因与优生必知常识

受精卵完成着床需要 4 ～ 5 天，胚泡一般在受精后第 6 ～ 7 日开始着床，第 11 ～ 12 天内完成。完成着床必须具备以下条件：透明带在受精后 7 天左右必须消失，使胚泡解脱并与子宫内膜直接接触；囊泡周围的细胞分化为滋养细胞和合体细胞两层，其中合体细胞能够分泌溶解子宫内膜的蛋白分解酶，使胚泡着床；囊胚和子宫内膜必须同步发育并相互配合；准妈咪体内必须有足够数量的孕酮，子宫有一个极短的敏感期允许受精卵着床。这些条件缺一不可，否则便会导致不孕。

◆ 筛查方法

胚胎着床前基因筛查是指把胚胎转移到子宫之前的基因筛查。而另外一种筛查可以让胎儿在子宫里发育和成长时进行，这种基因筛查叫作产前筛查。它可以采取两种方式中的一种：传统的侵入方法，如羊膜穿刺以及绒毛取样法（CVS），或者新式的非侵入方法，指的是非侵入产前筛查。

现在，大量的革命性技术为非侵入性产前筛查做好了铺垫。这些程序从胎儿中获得基因原料，这一点主要通过简单地从怀孕妈妈的胳膊上抽血，就像常规抽血那样。它之所以成为可能是因为妈妈和胎儿的血液供应是密切相连的。

在不远的将来，我们能够使用这种技术来给发育中的胎儿进行非侵入基因测试，这样做是为了筛查疾病，就像父母在女性怀孕期收到超声图片的复印件一样，父母们很快就可以收到他们还未出生宝宝的基因构成了。

孕产小百科

孕中期生活要点

孕中期的孕妈妈除需要继续妊娠前 3 个月的胎教外，还有必要增加一些新的胎教内容，主要有：

1. 适度修饰打扮，增加美感。

2. 经常散步，到公园、湖边、田野、森林呼吸新鲜空气。孕妈妈心情舒畅，利于胎儿生长。

3. 妊娠反应结束，胎儿进入急速生长期，需多摄入优质蛋白质、铁、锌、钙和维生素食品。

4. 此期早孕反应消失，孕妈妈心理相对稳定。

5. 胎儿出现胎动，能听到胎心。

6. 怀孕第 4 个月，应做产前检查一次。

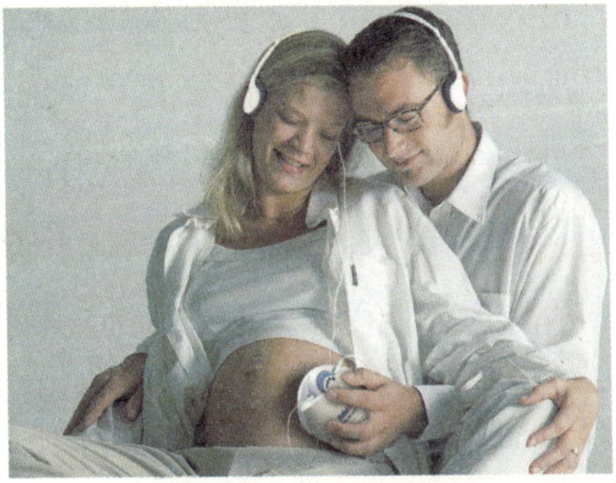

第五章

基因致病论，宝宝疾病预防的理论基础

JI YIN ZHI BING LUN,
BAO BAO JI BING YU FANG DE LI LUN JI CHU

现代医学研究证明，除外伤外，几乎所有的疾病都和基因有关系。像血液分为不同血型一样，人体中正常基因也分为不同的基因型，即基因多态型。

不同的基因型对环境因素的敏感性不同，敏感基因型在环境因素的作用下可引起疾病。另外，异常基因可以直接引起疾病。在许多病例中，基因都参与其中。人们已经进入了基因医学时代。虽然它还处在成长期，但是随着人类基因组计划的成功和数不胜数的其他研究成果，基因医学将改变人类健康的未来。

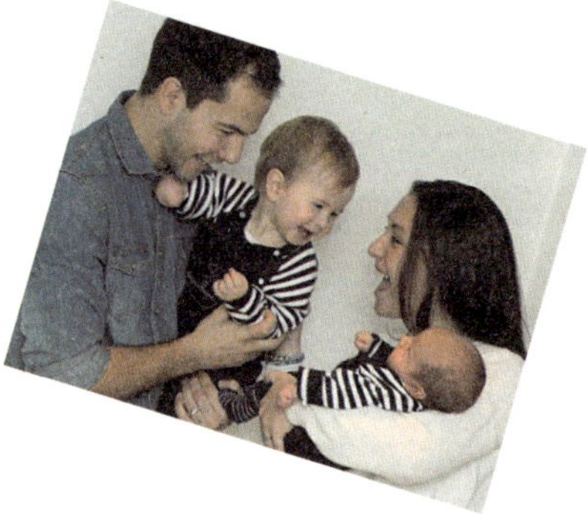

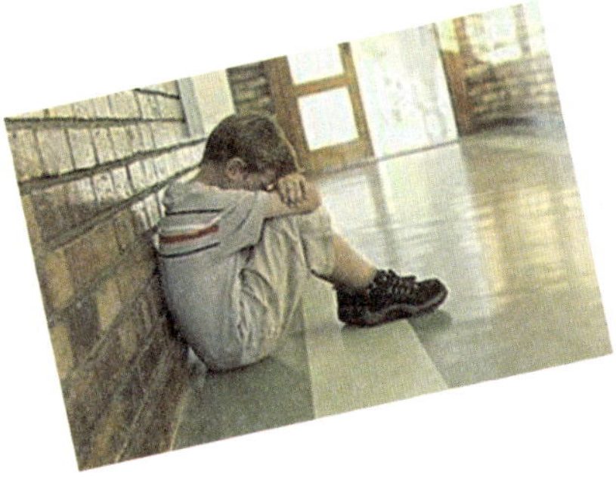

基因突变致病的理论

宝宝多动

不孕原因

夫妻不孕不育

不要忽视遗传病

染色体缺失

宝宝自闭性格

唇腭裂的原因

多基因致病论

基因异常，会造成新生儿缺陷

将来，我的宝宝一定很聪明

愚钝的基因突变

癌症的发病源头在哪里

高智商的宝宝

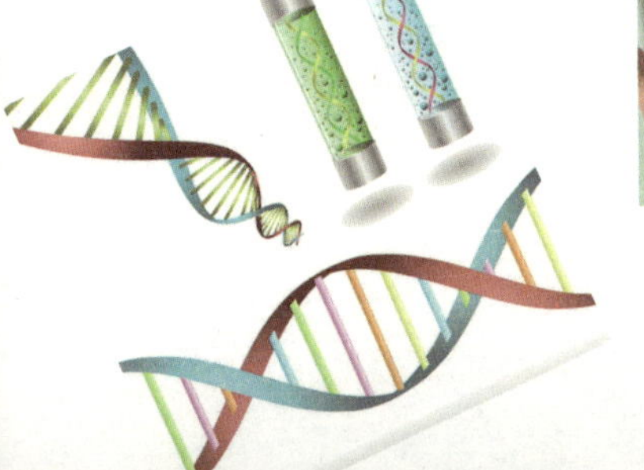

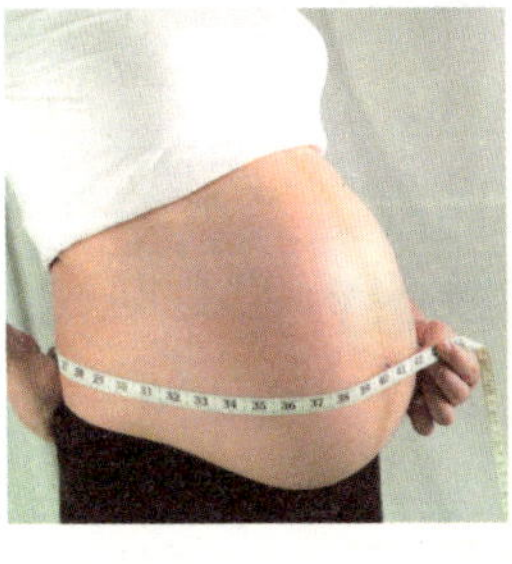

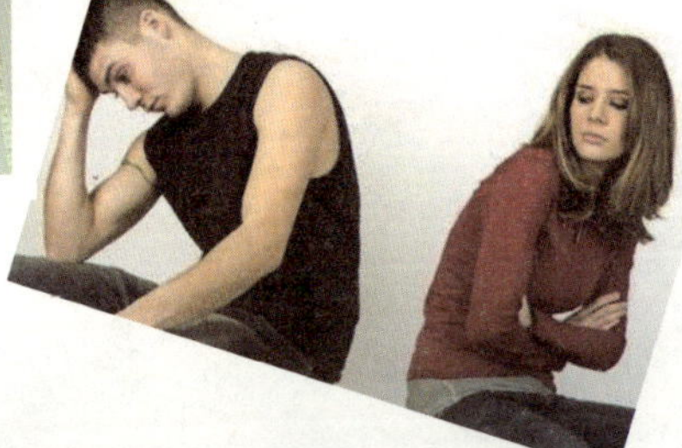

1. 基因突变的形式和突变致病的理论

科学家从三个层次划分突变的类型，即基因突变、染色体突变和基因组突变三种形式。

◆ 基因突变

基因突变实际上是局部DNA突变，是由碱基改变引起的，根据DNA序列改变的多少，又可分为点突变和插入缺失，点突变可发生在生殖细胞，也可发生在体细胞。DNA的作用是编码蛋白质中的氨基酸，每3个碱基为一组确定一种氨基酸，如ATT、TAT、CAT、TCG等共64个密码子，DNA上一个碱基突变时，有可能改变密码子，从而改变细胞合成的蛋白质，使功能失去或得到不需要的新功能，都会造成细胞功能的变化。科学家的工作就是要找出DNA上的碱基突变，探索其作用及突变原因，从而寻找更直接有效的预防和治疗方案。由于DNA突变很微小，不表现出染色体的改变，因此在显微镜下无法观察到。

染色体突变是指染色体结构发生变化，但染色体的数目没有变化，这种变化在显微镜下可以观察到。

基因组突变涉及染色体数目的变化，如某一染色体增加形成三体，或者减少形成染色体单体。如果说基因突变是单个“士兵”或“班排”发生的“非常规行动”的话，那么染色体突变和基因组突变则

基因与优生必知常识

随着科学技术的发展，人们知道致病的原理很多是与基因联系在一起的，基因可以遗传，疾病的基因当然也可以遗传。基因可以突变，“正能量”的基因突变是好事，“负能量”的基因突变就会导致各种疾病的发生。了解基因致病论，是健康人生的知识必备。

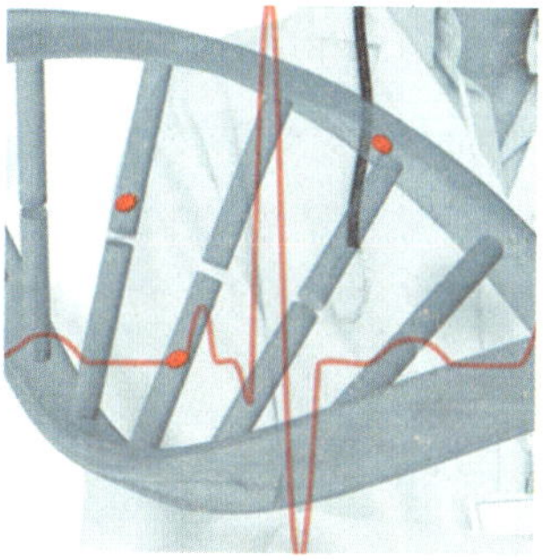

是大“兵团”“兵种”之间的重新组合。

◆ 基因突变的结果

基因突变的结果是使正常的基因变成异常基因，相应地由它所决定的性状也随之发生异常。如人的皮肤的颜色、身材的胖瘦、高矮等形态学特征的变化，也可以是抗病力、成熟期早晚等生物生理特征方面的变化，还可以引起新陈代谢、血液中化学成分等生物体内生物化学性质的一系列变化。

突变引起的变化是多种多样的。突变可分为有益突变和有害突变。如果突变特征朝机体有利方面变化，这种突变就对个体有利，成为有益突变；相反如果发生了对个体不利的突变则是有害突变。一般来说，生物的突变大多是有害的，而有害突变的个体往往被自然淘汰，但有些突变使生物体有可能产生出更适应新环境的新个体，并使新的特点经遗传性选择而得以巩固。

◆ 按细胞类型分类的突变

按细胞类型来分，基因突变可分为生殖细胞突变（germline mutation）和体细胞突变（somatic mutation）。生殖细胞突变指发生于生殖细胞并通过受精卵直接传给子代的突变，体细胞突变指在体细胞中发生和传递的突变。尽管体细胞突变不影响生殖细胞，其突变基因不会传递给子代，但突变的细胞会形成一群基因型与体内其他细胞不同的细胞，可引起疾病。目前认为体细胞突变是肿瘤发生的重要机制，肿瘤是一种体细胞遗传病。

孕产小百科

什么是情绪胎教

国外优生专家一致认为，母亲的情绪、态度会影响胎儿。胎儿在母体孕育的过程中，个人的性格以及气质特点就已经开始萌芽。如果胎儿在子宫中感受到温馨、和谐的气氛，胎儿将得到同化，意识到生活的美好和欢乐，可为将来形成热爱生活、活泼外向、果断自信等优良性格打下基础。

母亲情绪不好，胎儿会觉得痛苦，将来可能形成孤僻、懦弱、自卑、多疑的性格。

2. 了解基因病的种类，科学地做好基因检测

飞速发展的生物科技或者科技媒介让人们或多或少地了解了基因，可是，人们对基因致病原理并不是很了解——不懂这些，会加大宝宝患病的概率。

◆ 基因疾病的分类

基因疾病分为两类：单基因病和多基因病。那么什么是单基因病呢？单基因病是指由一对等位基因控制的疾病。单基因病的发病机制明确：只要任何一个与某种疾病相关的基因存在缺陷，就会导致疾病发生，所以，该基因被称为该疾病的“致病基因”。这也是临床利用致病基因检测技术进行基因诊断的理论基础。例如，目前世界范围内已知会导致肥厚型心肌病（一种单基因遗传性心血管疾病）发病的致病基因接近100个，只要其中任何一个基因存在缺陷，疾病的发生将不可避免。

基因与优生必知常识

单基因基因检测与易感基因筛查虽然同为基因检测，但应用价值却有天壤之别。单基因病具有很高的家族遗传比率，社会危害大；另外，该类疾病早期隐匿性强，使用传统医疗手段无法做到早期确诊和鉴别诊断，一旦发病后临床表现凶险，难以挽救。这些特点决定了对这类疾病进行早期诊断的可行性、必要性和迫切性。单基因基因检测可用于产前诊断、遗传病预防和疾病诊断等。而疾病易感基因筛查只能估算发病的比率，基本不具有临床指导意义。

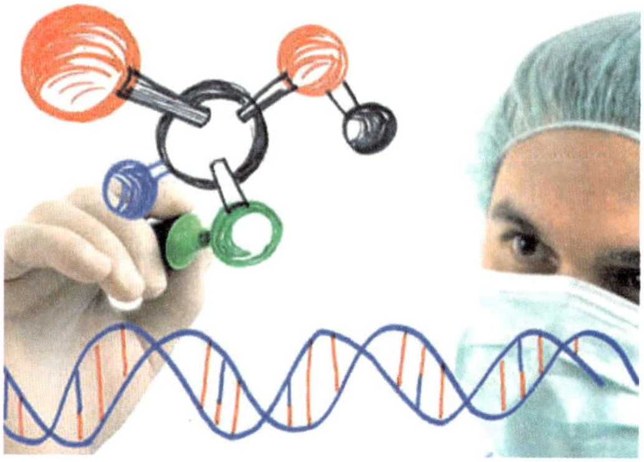

多基因疾病

多基因病由于多个基因加上环境等因素共同影响而发病，如糖尿病、冠心病等，都属于“易感基因”。有的多基因病具有明显的遗传性。这里涉及一个名词——“易感基因”。在某个基因上存在缺陷的个体可能会比没有缺陷的个体较容易罹患该类疾病，这个基因被称为疾病的“易感基因”。

单基因疾病

目前，基因检测在临床上主要用于对单基因病的诊断，已发现的单基因病有6600多种，且在以每年数十种的速度递增，而目前市场上开展的多基因检测项目，绝大多数都是针对“易感基因”进行检测。由于此类检测即使查出易感基因存在缺陷，也只能给被检者诸如“你比常人较为容易患糖尿病”此类非常模糊的答案，基本不具有临床指导意义。

孕产小百科

为什么音乐胎教好处多

利用胎儿听觉的重要作用，给予良好的声音刺激，促进胎儿听力的发展。孕妈妈给胎儿听的胎教音乐内容可以丰富一些，种类可以多一些。胎教音乐的节奏宜平缓流畅，不带歌词，乐曲的情调应温柔甜美。准爸爸的低音歌声、大提琴独奏曲或低音乐曲之类，胎儿最容易接受。

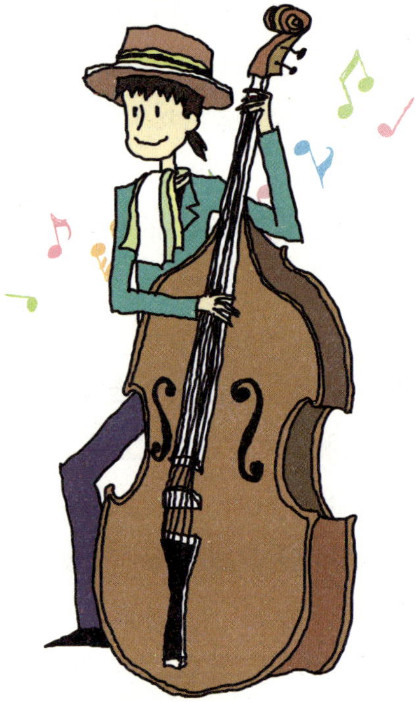

3. 单基因致病论：可以有效治疗某些疾病

基因突变是单基因病的直接成因，它影响着准妈妈的身体健康，同时也对宝宝产生着巨大的影响。

◆ 什么是突变

什么是突变？简单地说，突变就是DNA序列中的任何改变。什么原因引起突变？引起突变的原因包括物理因素（如射线）、化学物质或病毒，也可以是细胞核中DNA复制酶（指促进DNA复制的一种蛋白质）的缺陷。突变的种类有很多种，DNA排列（从A到T）中一个字母的改变就可能导致一种氨基酸的编码顺序的改变，以及蛋白质功能障碍，从而可能导致一种潜在的致命性遗传病。DNA片段还可以被切除、复制、转移，甚至被移到新的染色体位点。此外，复制错误也可产生突变，10年前科学家们发现了某些脑功能紊乱是由于一种特殊基因中的DNA三联密码频繁复制，产生许多会导致功能缺陷的蛋白质所致。

大多数DNA突变是没有害处的，因为突变可以发生在染色体的任何位点，但是我

基因与优生必知常识

科学家证明，男性的生育年龄越大，遗传突变基因给他们的子女带来的风险越大。高龄男性生育的宝宝，以后容易患有阿尔茨海默症、躁郁症、心脏病和癌症。高龄父母生下的子女，他们的DNA上存在着与孤独症和精神分裂症等有关的基因突变，且97%的基因突变来自父亲，所以，生育宝宝还是趁年轻。

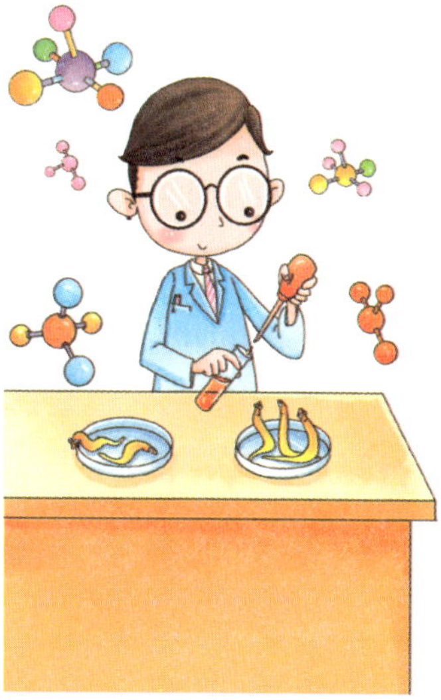

们的DNA中只有很小部分可以编码蛋白质，非编码区中DNA的改变多数是没有害处的；也有一些非编码区具有重要的功能，发生突变也会有严重后果。发生在编码区的一些突变，如果没有改变氨基酸密码或改变的氨基酸蛋白质变化不大，没有改变蛋白质的结构，也不会显著影响蛋白质在细胞中的功能，那么这种突变也是无害的。

◆ 基因突变的类型

突变可以是显性遗传（接受父母中一方的基因就会表现出来）或者隐性遗传（只有以父母双方基因缺陷才会表现出来）。一种单独的显性突变或者精子和卵子中相同基因的隐性突变可以导致严重的疾病。如果每个精子和卵子中的30亿个核苷酸中的一个或几个核苷酸改变，虽然这仅仅是遗传密码中的微小错误，但却可以导致刚出生的小孩获得某种严重疾病。遗传学家确定了几千种由于这种单基因突变导致的疾病，幸运的是，大多数是十分罕见的疾病。

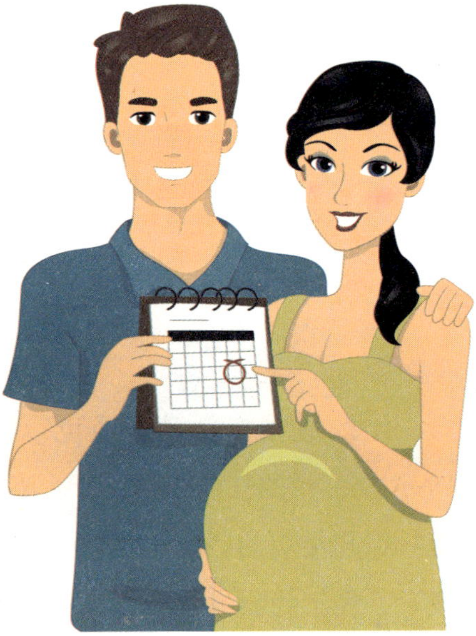

孕产小百科

怎样推算出宝宝的出生日期

预先推算出宝宝的出生日期，对于孕妇做好临产准备是至关重要的，切不可忽视。

按引起妊娠的同房日期计算：从该日期算起第266天，即分娩之预定日期。

按末次月经的日期计算：妊娠期一般为280天左右，也就是9个月零1周。计算孕产期的公式：末次月经第一天的月份＋9（或－3），日期＋7。例如末次月经的第一天是2010年1月1日，预产期计算：1月＋9月＝10月，1日＋7日＝8日，预产期为2010年10月8日。

4. 多基因致病论：宝宝癌症的发病源头

大多数肿瘤遗传的是易感性。只有少数肿瘤是有明显遗传倾向的，如视网膜母细胞瘤（是因为第13号染色体上的酯酶D基因异常）、多发性结肠腺瘤病等。

◆ 疾病发生和基因的关系

人类大多数疾病都是多种易感基因共同作用的结果，如癌症、糖尿病、高血压、老年痴呆症等。这些疾病的致病基因位点不止一个，遗传方式比较复杂，不是简单地呈“显性”或“隐性”遗传，而且不是一下子发病，如癌症，85%以上没有明显的遗传现象。这些疾病的相关基因被称为易感性基因。

我国目前能够检测糖尿病、心脑血管病、肿瘤、免疫系统疾病等约80种疾病的易感基因，准确率达99.9%以上。特别是现在发现肿瘤与许多易感基因有关，但发病机制尚不清楚，一般认为只有在外界不良因素的长期刺激下才会点燃肿瘤易感基因的“导火索”，导致肿瘤发生。比如有肺癌易感基因的人，抽烟得肺癌的可能性就非常大，而没有肺癌易感基因的人大量吸烟却不易得肺癌；有肝癌易感基因的人不喝酒，得肝癌的概率就低，反之亦然。

基因与优生必知常识

基因致病的原理是复杂的，但是一些易感基因是容易检查发现的，对于易感基因，人们可以通过生活习惯的改变、体育运动、物理及一些生化高科技等手段进行有效的预防和干预。妈妈们用自身的良好习惯为未来的宝宝铸就一个健康的体魄很重要，为此妈妈们必须了解基因的相关常识，做好相应的基因筛查。

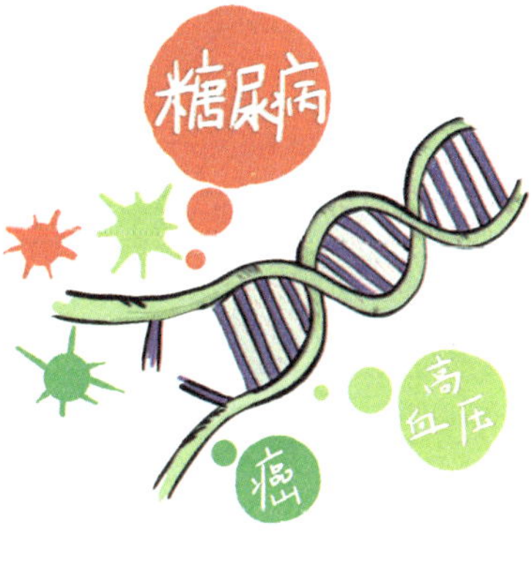

孕产小百科

父母的哪些特点会遗传

从遗传学的角度来讲，父母能够遗传给宝宝的有：绝对遗传，包括肤色、下颌、双眼皮、眼球颜色和长睫毛等；半数以上概率的遗传，包括身高、体型、秃头和青春痘等；低概率遗传方面主要是少白头；还有后天可塑性的遗传，包括声音和腿型等。

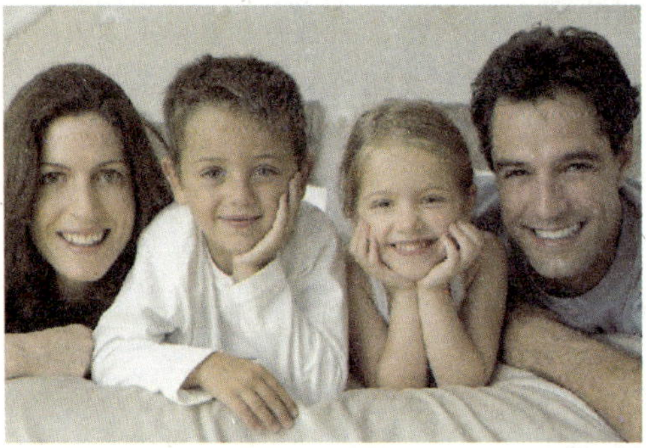

经典案例

在瑞典，一位患有视网膜母细胞瘤的母亲分娩了一名男婴，医生从婴儿脐带的断端取了少量的血液，进行染色体检查，发现婴儿带有视网膜母细胞瘤中第 13 号染色体部分缺失的特征。医生对婴儿视网膜进行了全面检查，终于发现了极小的肿瘤，于是医生对出生不到 5 周的婴儿进行了麻醉，用激光技术烧灼掉肿瘤，使婴儿免除了失明之苦，后来也没有再发的迹象。人类从此可以依据基因检查的手段，在病变症状未出现之前做到准确诊断，使人们看到基因诊断给癌症的治疗所带来的新希望。

抑癌基因 p53 是在人类恶性肿瘤中最常见的突变基因，约有 60% 的肿瘤与人类 p53 抑癌基因的突变有关。目前 Affymetrix 公司推出可检测 p53 基因所有编码区错义突变和单碱基缺失突变的芯片，它将在癌症的早期诊断中发挥出重要作用。

5. 女性不孕原因之一：可怕的染色体缺失

不孕症是指没有采取避孕措施，性生活一年以上而未能怀孕。对于不孕症，已有很多已知的明确原因。

◆ 为什么不孕

不孕症是一个存在相当普遍的问题。专家们认为在不孕的夫妇中，由于女性因素导致不孕的占 45% ~ 50%，由于男性因素导致不孕的占 30% ~ 35%，双方都有的占 20%，这表明男女双方的生育能力较从前都有所降低。

不孕症是一个特别复杂的课题。我们已经知道女性不孕有许多原因，其中最重要也是最简单的因素是年龄。女性在 30 多岁近 40 岁时的生育力只有她们 20 多岁时的 1/5 左右。

基因与优生必知常识

女性大部分的不孕病例是由高显性活化基因所致，但基因连锁研究或候选基因研究都未能发现这些基因。一些有家族史的妇女危险率已接近 50%，因此家族中有人携带有该病的致病基因，具有潜在的风险，对于有患病风险的人，做好基因检查、维持健康的体质是很重要的。

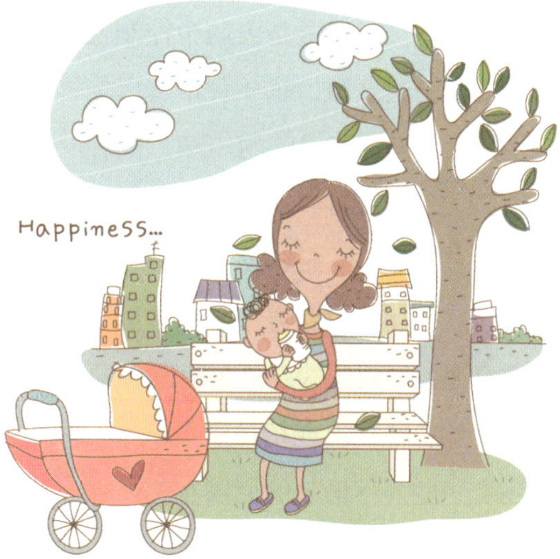

◆ 从基因角度分析

1. 有些女性不孕症的染色体原因，可能是由于部分或全部决定性别的染色体性缺失，或由于一个染色体上部分基因被置换到其他染色体上而造成的性染色体破坏。后者称之为特纳综合征。该综合征的严重性与染色体丢失的程度有关。这种不寻常的状态是造成不孕的部分原因。每2500个女性中就有一个特纳综合征患者。

2. 现已知至少有4种单基因病通过抑制下丘脑激素的正常分泌而导致不孕。下丘脑是大脑中控制性激素分泌的区域。这4种单基因突变总共导致不到1%的不孕，同样地，大约有10种少见的单基因病使卵巢功能不全而导致不孕。例如，每300个女性中就有一个在基因上有突变，导致她的儿子患脆性X染色体综合征，出现精神发育迟缓。还有一些尚不清楚的原因也可导致一些妇女生育能力降低。

3. 不孕症最普遍、最严重的基因遗传影响因素是多囊卵巢综合征。据估计，4%的育龄期妇女有多囊卵巢综合征，有几种少见的单基因病可以导致多囊卵巢综合征，如2-羟化酶缺陷症。但仅仅5%的病人可以找到相关基因，95%无明确病因的原发性多囊卵巢综合征有家族遗传趋势。

孕产小百科

智力与遗传有关联吗

研究发现，智力与遗传确有关联，智商的70%由遗传决定。智力受遗传因素所控制，但这并不否认后天环境和教育的影响作用。遗传提供了智力的基本素质，而后天因素则影响着其发展的可能性。也就是说，智力是遗传和环境相互作用的结果。因此，要想使后代智力超群，就必须在优生和优育上一起下功夫，这样才能使宝宝的智力潜能发挥到极致。

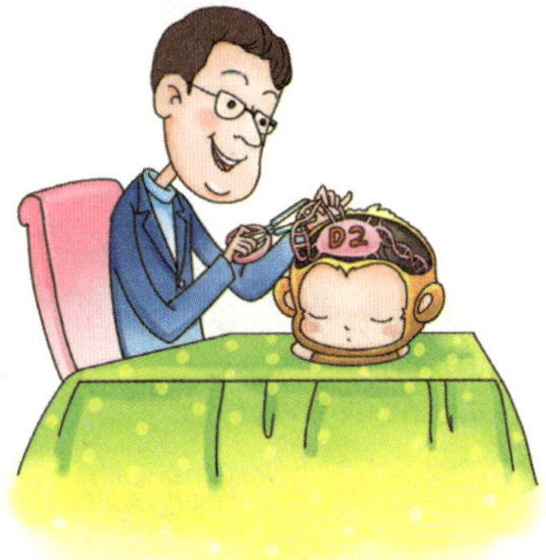

6. 有些夫妻不孕不育，是因为男性基因有问题

2003 年，Whitehead 研究所的 David Page 博士等报道了有 2% 的男性其所携带的 160 万碱基对缺失，并可通过父子遗传，这也与生育能力降低相关。

◆ 男性遗传疾病

男性遗传性不孕最常见的原因被认为是先天性睾丸发育不良症。该病患者的所有细胞中都存在一个额外的 X 染色体，每 600 个男孩中就有一人患这样的病。患有少精症的男性中有 4% 染色体异常。

学者发现 Y 染色体（决定男性性别的染色体）的缺失与不孕症有关。研究者发现 5% ~ 10% 的男性不育者有 Y 染色体的部分缺失，而且越来越多的科学家研究证实了男性不育与 Y 染色体缺失有关。

此类微小的染色体缺失，只能通过 DNA 序列分析确定。大量临床研究证实微量染色体缺失，意味着成百上千的碱基对丢失，这在有少精症或者无精症的男性中很常见。

基因与优生必知常识

不孕不育不一定全是女性的问题，男性的 DNA 检查也很重要，能够及早发现男性染色体是否缺失和有缺陷。女性在谈恋爱的时候，若发现男性体型趋向女性化、缺乏肌肉、胸部异常发育、智力减退等可要注意了。

如果因男性少精而不能受孕，可采用胞浆内精子注入法，帮助少精男性成为父亲。具体就是一个独立存活的精子被直接注入一个卵子，然后被植入子宫，但是，这样孕育出来的男孩也没有生育能力。

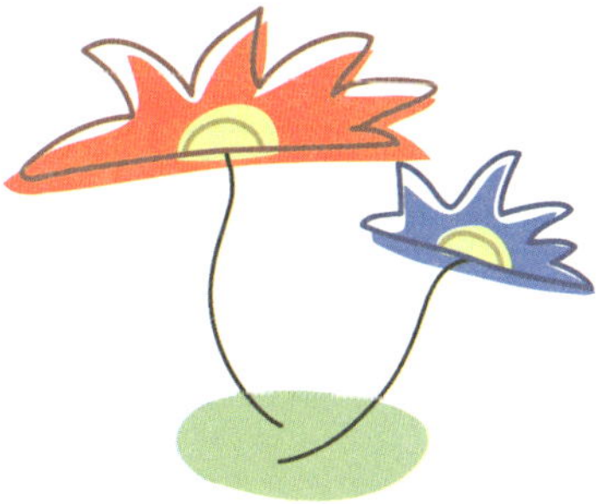

◆ 输精管先天性缺陷

男性不育的另一个重要原因是输精管先天性缺陷。此类患者通常携带有与囊性纤维症有关的2个突变的异常基因对。目前认为，80%患有输精管先天性缺陷的男性有5T等位基因变异和其他囊性纤维症基因的变异，因为位于同源染色体的同一位点上的一对基因，控制着一对相对性状。10%的宝宝出生时携带ST等位基因变异。这种不孕症被认为是不完全性囊性纤维症。

不容乐观的是，目前仍然无法解释20%～25%的夫妇不孕的原因。尽管通过遗传学的发展，特别是有关Y染色体的研究发现了一些不孕原因，但我们需要继续努力，期待遗传学研究能明确更多的不孕原因，但是通常不孕症没有家族倾向。

孕产小百科

孕中期生活关键是哪些

孕中期时，胎动更加活跃，心跳也更加有力，感知功能明显提高，对外界传入的刺激信号的接收能力大大提高。

这时除了继续前几个月的胎教方式外，应该更进一步与宝宝互动。

1. 开始直接胎教，对胎儿可进行音乐胎教，进行母子对话或抚摸胎教
2. 为哺乳做准备，开始矫正或锻炼乳房
3. 怀有双胞胎或腹部肌肉松弛的孕妈妈，可使用腹带保护胎儿，以免受震动
4. 注意定期做产前检查。怀孕5个月时，应再做产前检查一次

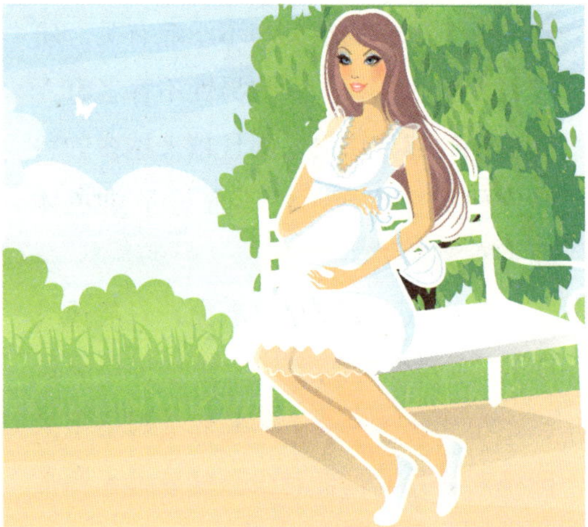

7. 基因异常，会造成新生儿缺陷

单纯腭裂发生率约为1/2500，不如唇裂或唇裂合并腭裂常见，相对于男孩，基因在女孩的发病中起了更大的作用。

◆ 先天畸形

先天畸形是指在出生时就表现出来的种类繁多的生理缺陷。这些生理缺陷包含的范围很广。严重的有导致患儿死亡的出生缺陷，例如无脑儿，这是一种头部闭合缺陷，它可以导致严重的大脑畸形，这样的小孩通常在出生前或出生后数小时内死亡。轻度缺陷只影响人的外表，例如蹼趾。

人们已经弄清楚了一些先天缺陷的病因，例如唐氏综合征，是由于多出了一个21号染色体（来自于父亲或母亲的生殖细胞），新生儿的发病率约为1/800。

脊柱裂，也称为神经管闭合不全，是指从颅骨底部到脊柱的一种先天缺陷。这是由于胚胎在大约21天时神经管未能正确闭合所引起的。

基因与优生必知常识

在早餐中补充维生素和叶酸可使脊柱裂发病风险下降一半。

如果母亲患有先天性心脏病，那么她的子女患此病的危险性就大大增加了，在没有其他已知危险因素的情况下，这样的母亲有1%的可能性会生下患病的小孩，再次生下患儿的概率为5%。

患先天性唇腭裂的小孩通常不合并其他生理畸形，通过外科修复手术可以取得很好的效果。若父母中一人患腭裂，其子女有7%的可能有此缺陷；若是已经生下了一个腭裂患儿，再次怀上腭裂患儿的风险就上升到15%。

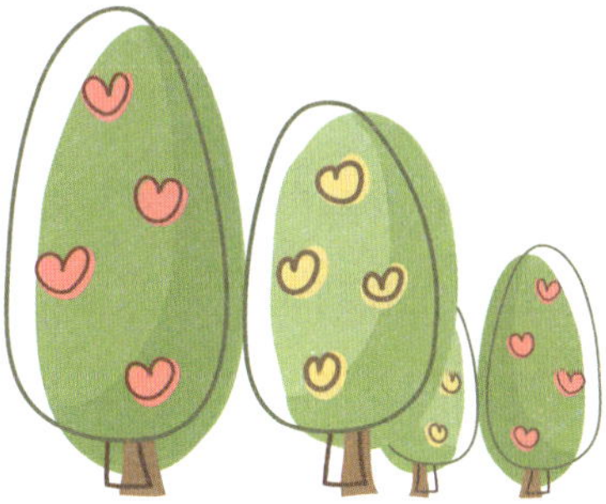

除了少数先天畸形是由单基因病引起的之外，人们所知的危险因素包括叶酸缺乏以及妊娠前3个月服用了抗癫痫药物丙戊酸，服用此药的妇女大约有2%会生下神经管缺陷患儿。

有0.5%～1%的新生儿患有各种类型的先天性心脏病，它是最常见的先天畸形之一。其中大约有1/3属于需要进行心脏修复手术的中到重度患儿。心脏畸形有多种类型，通常人们并不知道确切的病因。罕见的遗传性疾病，如常染色体异常（唐氏综合征、DiGeorge综合征或22qll上的微小蛋白质的缺失等）、服用某些药物（包括治疗用药或吸毒）、母亲患有某些疾病（特别是糖尿病）以及一些感染性因素是所知的一些原因。

马蹄内翻畸形足专门描述足部的内收畸形（足部指向远离躯体的方向），脚后跟内翻下垂，踝关节弯曲，男孩患病率是女孩的2倍。足外翻也是畸形足中较常见的一种，是指足前段向背侧屈曲，足底面朝向背离躯干的方向，女性患儿更常见。发病机理为多基因异常。

孕产小百科

准妈妈洗澡时要注意

据测定，准妈妈体温比正常人高1.5摄氏度，胎儿脑细胞发育可能停滞；如果升高3摄氏度，可能杀死胎儿脑细胞造成永久性损害。孕早期是胎儿中枢神经发育的黄金时期，最易受高温影响，这样的胎儿出生后可能会出现智能缺陷和各种器官畸形。水温越高，停留时间越长，对胎儿损害越重。母体温度过高会直接影响胎儿的生长发育，特别是胎儿的中枢神经系统最易受损伤，造成畸胎，严重者可致胚胎夭亡。

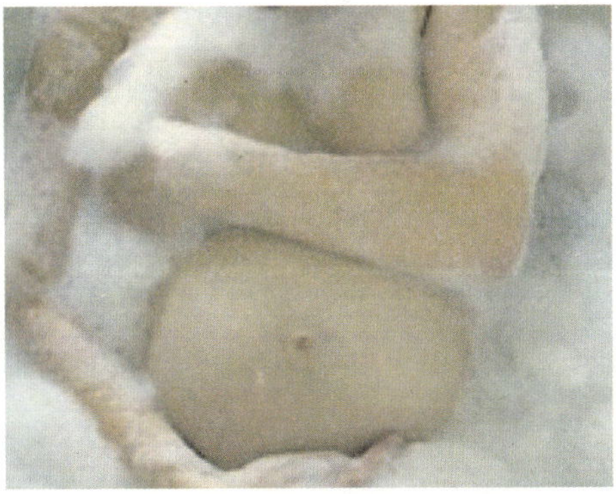

8. 防止愚钝的基因突变，让自己生一个高智商的宝宝

“智力发育迟延”一词被用来描述那些通过任何一个标准化智力测试，智力水平比平均水平至少低了 2 个标准差的人。

◆ 对于幼儿先天弱智的认知经历

20 世纪 50 年代，研究人员已经详细描述了一些导致智力发育显著迟延的疾病，如唐氏综合征及甲状腺（位于颈部，是与人体内的主要代谢活动有关的器官）功能低下。唐氏综合征是由于细胞中多出了一个 21 号染色体，这是由于在卵细胞成熟过程中 21 号染色体分离出现错误造成的。

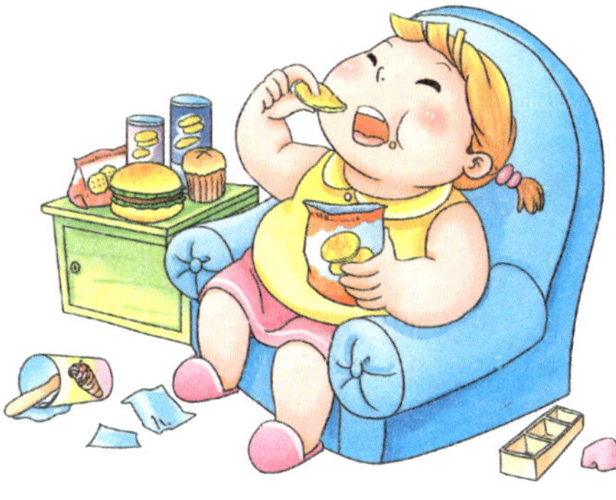

基因与优生必知常识

当父母得知自己的宝宝患病的事实时，他们通常会提出两个问题：“为什么会患病？”“生育下一个宝宝患病的概率有多大？”通常，如果诊断为脆性 X 染色体综合征、结节性硬化或唐氏综合征，再发风险相对易于估计。但是，很多时候医疗评估小组不能做出明确的病因诊断，这意味着只能根据研究经验做出再发风险估计。

如果对患儿进行了全面的评估仍未能找到明确的病因，那么对这些家庭而言，再次生育此类患儿的风险约为 5%。另外，男性患儿的弟弟患病风险高于妹妹。

20 世纪 60 年代早期，通过新生儿检查可以发现其是否患有一种叫作苯丙酮尿症的遗传性疾病。80 年代最显著的进展可能要算对脆性 X 染色体综合征的阐述，此病是引起智力低下较常见的遗传病之一。

近来，研究发现相当多病因不明的患儿染色体端粒（端粒是染色体末端的结构，与人的寿命有关）存在小的缺失。通过对此缺失进行常规检测可以增加 5% ~ 7% 的病因诊断率，这已经是很大的一个进步了。

通常智力低下的程度越高，越有可能找到明确的病因。通过对严重智力低下儿童的尸检研究发现，有 35% ~ 100% 的患儿脑解剖结构异常。临床专家进行了 3 个大规模研究，发现 82% ~ 88% 严重智力低下的儿童可以找到明确的病因，但大多数智能低下患儿只是中等程度，他们的病因很难弄清楚。

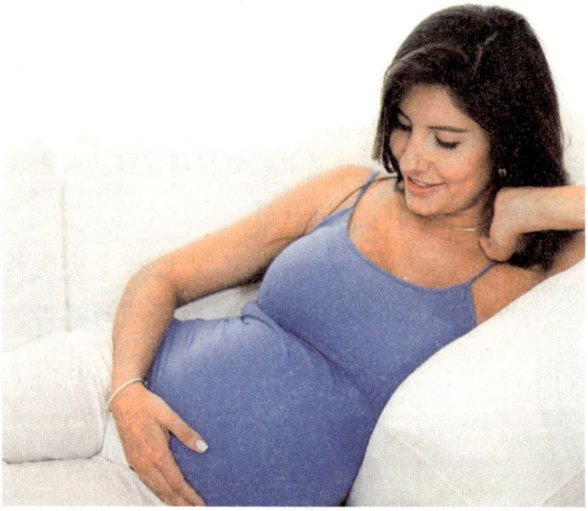

孕产小百科

孕中期胎儿状况怎么样

孕中期时，胎儿的骨骼已经相当结实，关节开始发育，如果拍 X 射线照片，可清楚地看到头盖骨、脊椎、肋骨及四肢的骨骼。胎儿的肌肉发育较快，体力增强，越来越频繁的胎动表明了他的活动能力。由于子宫内的胎儿经常活动，因此胎位常有变化，胎儿的眼睛开始张开。

9. 基因遗传突变，会造成宝宝自闭性格

最近几年，科学家发现少数自闭症患儿至少有 3 个基因（MECP2、NLGN-3 和 NLGN-4）的突变与患病有关，同时还证明位于染色体 15q11-13 上的若干基因也与发病有关。

◆ 自闭症

自闭症患儿的典型特征是：外貌正常（有的可能头颅增大）、很少说话、常出现伴有焦虑的一些刻板动作、极不情愿与他人交流。在以往诊断的患者中，男孩比女孩多出 3 倍，但这一比例在逐渐缩小。

经过去几十年的研究发现，超过半数的自闭症患儿智商低于 70（70 常作为诊断智力低下的界线）。但有些患儿智商相对较高，少数人在某些特殊领域还表现出一定的天赋，例如音乐。许多研究都试图找到与自闭症相关的生理参数，一项连续性的研究发现，大约 25% 的患儿头颅尺寸超过正常人范围，另一项研究发现，25% 的患儿青春期会出现癫痫发作。两项数据均远远高于一般人群。

基因与优生必知常识

脆性 X 染色体综合征的诊断十分重要，因为如果确诊是该综合征，那么下次妊娠的再发风险依然很高。此病的遗传方式与性连锁单基因遗传病相似，如果母亲携带了致病基因，那么她的儿子有 1/2 的患病风险（取决于他接受了两条染色体中的哪一条）。

目前认为最可靠的估计是，若为男性患儿，以后生育患儿（不论男女）的概率为 7%；若为女性患儿，以后生育患儿的风险高达 14%。患儿的姨妈或舅舅今后生育患儿的概率尽管较低，但仍然高于一般人群。这里需要指出的是，不可能估计出发病的绝对风险，因为少数家族中的自闭症患者是由某种单基因病导致的（此时复发风险为 25%）。

大头颅引起人们特别的好奇，是因为他们中的大多数人出生时头很小，头颅增大发生在6至15个月时（大脑发育过程中，由于过度的细胞分裂或缺陷细胞的清除）。一些影像学研究提出患儿小脑偏小，但是所提供的证据似乎是互相矛盾的。

通过对孪生子和家族性、患某种单基因病和染色体异常的人群研究发现，自闭症发病率较高。自闭症受遗传因素影响。大约3%的患儿后来发现患有一种叫作脆性X染色体综合征的遗传性疾病（细胞培养进行染色体分析时发现X染色体异常）。

◆ 自闭症和基因的关系

目前，一个国际科学家协会正在对人类基因组进行深入研究，希望找到易感基因位于5号、19号和X染色体上的证据。易感基因位于5号染色体短臂，还找到染色体17q上存在一个“自闭症基因”。深入研究后又找到10个以上的基因位点。

孕产小百科

孕中期时的饮食需注意什么

孕中期时，如果孕妈妈腰围增长，是因为吃了过量的食物，此时应避免过量的饮食，并减少热量高的食物的摄入量。最好采取少食多餐的方式，一天分4～5次进餐，可达到收敛效果。饭后，一定要先躺下来休息10～30分钟，然后对耳朵做指压，并让眼睛得到充分的休息。另外，不要暴饮暴食，也不要让肚子太饿。妇女在怀孕第6个月时，应补充足够的维生素。而只有养分均衡的饮食，才能保证维生素的摄入。如果孕妈妈下腹部凸出，是因为体内热量过高或体力不足，加上胃肠功能也弱，所以要将少量营养价值高的食物，制成易消化的状态食用，不要吃生冷和酸味的食物。

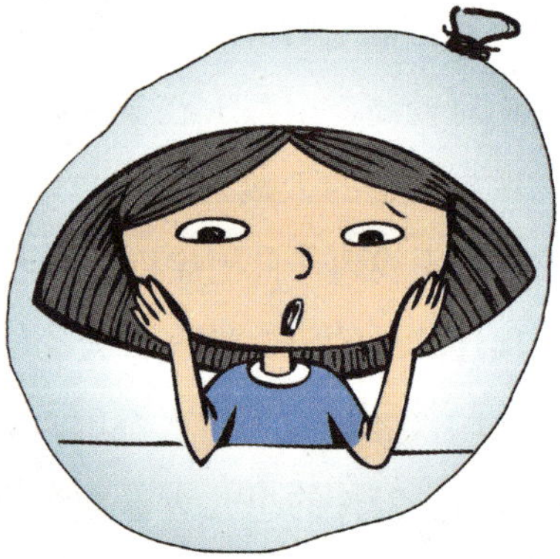

10. 宝宝多动，病因可能是基因变异

很小一部分病因归结于大脑额叶的微小损伤。

◆ 多动症

多动症是儿童中最常见的精神心理疾病。本质上，它指的是不能够长时间集中注意力做某事，同时具有不能够用任何疾病或环境因素解释的显著性冲动。儿童精神病学家将注意力缺陷——多动症分为两个亚类，一类主要表现为注意力不集中，另一类则以多动为特征。然而，大部分患儿同时表现为这两类的特点。

◆ 注意力的缺陷

有几种遗传性疾病患儿也可以出现注意力缺陷——多动症患儿的一些症状。可是，这些疾病只能解释很少一部分病例。20 世纪 90 年代的几项家族性研究发现，30% ~ 40% 注意力缺陷——多动症患儿家族中有该病患者。另外一些家族性研究还发现，注意力缺陷——多动症患儿的家族中常常有特异性阅读障碍患者。孪生子

基因与优生必知常识

一种叫作哌醋甲酯（利他林）的物质被证实可以通过影响神经递质，从而成为注意力缺陷——多动症患儿的有效治疗药物。但是相关的证据缺乏说服力，许多有这种基因变异的人并未患注意力缺陷——多动症。对于夫妇双方都没有注意力缺陷——多动症家族史的家庭而言，生下患儿的可能性为 2% ~ 3%。

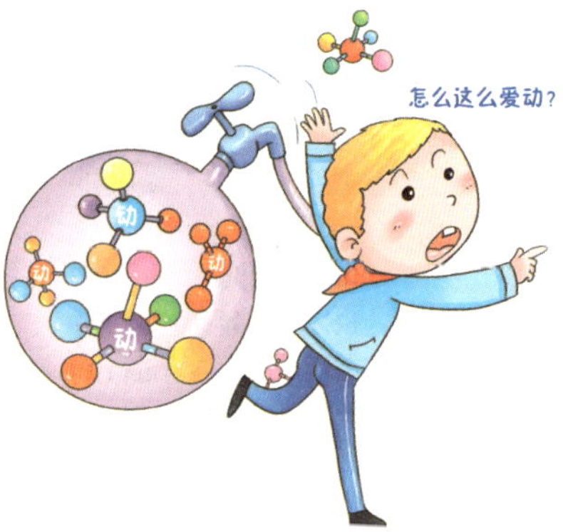

研究发现单卵双生子中一致发病率高于双卵双生子。因此一些遗传学家认为这是一个或多个显性基因外显不全导致的（也就是说基因不一定会表达）。一些研究得出外显率约为45%，这就意味着此基因的携带者大约有一半的可能会发病。

对本病的遗传学研究长期以来集中在那些编码某些蛋白质的“候选”基因上，如果它们功能不良，就会导致发病。此病发病风险增加与两个基因（DATE和DR04）的变异有关，这两个基因都参与了多巴胺的代谢。

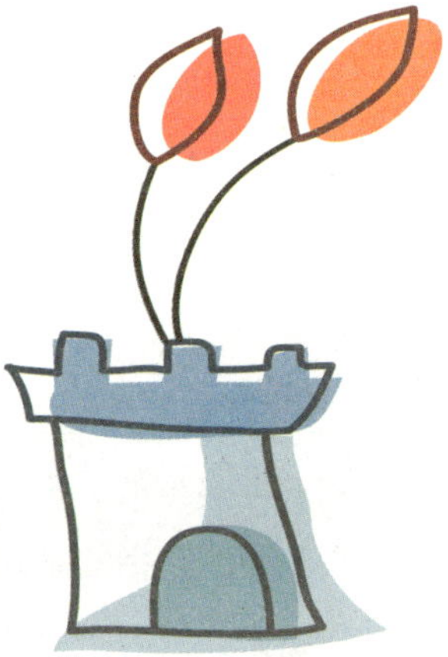

孕产小百科

孕中期的生活要点有哪些

孕中期的时候，胎儿骨骼已经发育得很好，毛发在增加，眉毛和睫毛已经长出来，由于没有皮下脂肪，所以看起来很瘦。随着胎儿的成长，羊水也在增加。

羊水多了，胎儿才能自由移动位置，也才容易翻身。此时的胎教除了继续前几个月所进行的胎教外，还应该有新的内容。

1. 丈夫协助妻子给胎儿播放音乐、和胎儿对话、抚摸胎儿，进行胎教；注意调节妻子的情绪；做好后勤工作
2. 孕妈妈可进行短距离旅游，饱览秀美景色，旅途要注意安全
3. 肚子开始显著凸出，由于对身体变化的不习惯，故有易倾倒的危险，要谨慎行动
4. 怀孕6个月应再做产前检查一次

第六章

可怕的遗传病，通过基因筛查就能够早发现

KE PA DE YI CHUAN BING, TONG GUO JI YIN SHAI CHA JIU NENG GOU ZAO FA XIAN

每一个做父母的都望子成龙、盼女成凤，可是基因的缺失打破了这个美丽的神话，因为世界上没有人是生来完美的，平均每一个人都携带35个以上的遗传缺陷，因为杂合子的原因，在你身上不会发病，可是你与拥有同样遗传缺陷的人结婚的话，就有可能生育一个纯合缺陷的病孩。

遗传病种类繁多，但是每一种病的发生率都不高，有些为万分之几，有些为十万分之几，有些更低。可是，所有遗传病的合并发病率达到了6.5%，罕见遗传病成为生物基因科学研究的又一高端领域。

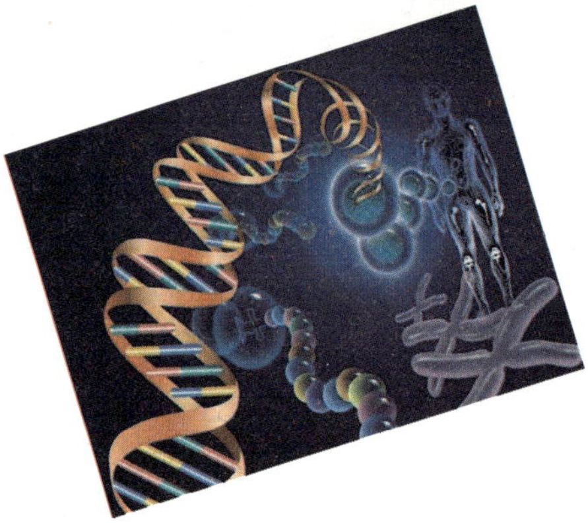

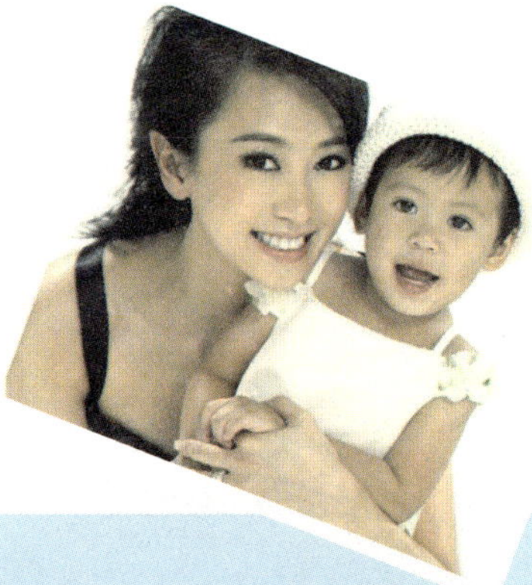

如何不将遗传病传给宝宝

显性遗传

白化病

精神病

罕见遗传病

无法规避，只能接受

遗传病的预防

猫叫综合征

杜氏肌营养不良症

肌肉萎缩的DMD

看看家族中有没有遗传疾病

基因技术，会逐渐消除遗传病

庞贝氏症

男人不男的克莱恩费尔特综合征

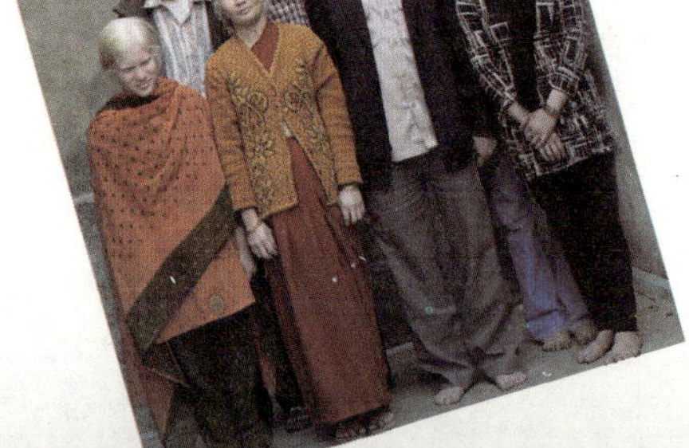

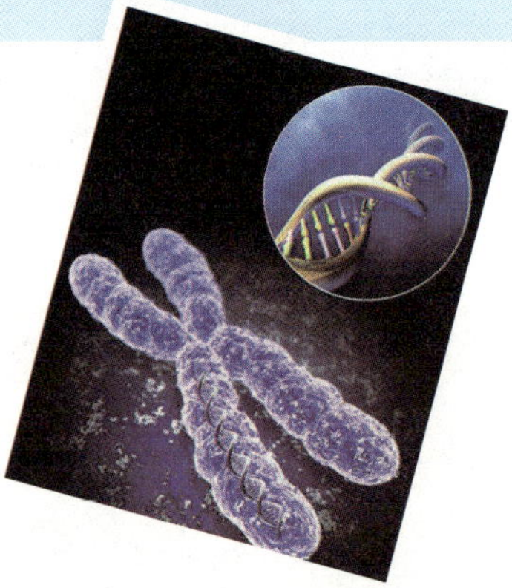

1. 罕见遗传病：准爸爸、准妈妈一定要了解

早期发现、早期诊断、早期干预，是预防和治疗罕见性遗传病、防止患者发生不可逆转的严重后遗症的重要手段。

◆ 罕见的遗传病

世界上有很多的罕见病，这些疾病有的是遗传的，称为罕见性遗传病。遗传性疾病是由于遗传物质改变而造成的疾病。遗传病具有先天性、家族性、终身性、遗传性的特点。

除了发病率极低以外，罕见性遗传病的发生、发展、遗传规律、诊断方法等与一般的遗传病均无大的差异。但是，由于它的罕见性，一般综合医院的医生通常不容易识别、诊断出来。由于常有不同系统的临床表现，根据出现各系统症状的先后顺序，罕见病患者常分别到儿科、血液科、神经科、骨科等不同的科室就诊。因此，当临床医生遇到一些不能用常见病来解释的“怪病”时，应该怀疑是否有罕见病的可能，并应及时召集相关科室的医师联合会诊，以尽早做出明确诊断。

基因与优生必知常识

罕见的遗传病是医学诊疗的难点，因为其极容易被人忽视，发现后再治疗可能就晚了。认识罕见的遗传疾病是对自己负责，更是对宝宝负责，多了解些罕见的遗传病信息对做父母的尤为重要。

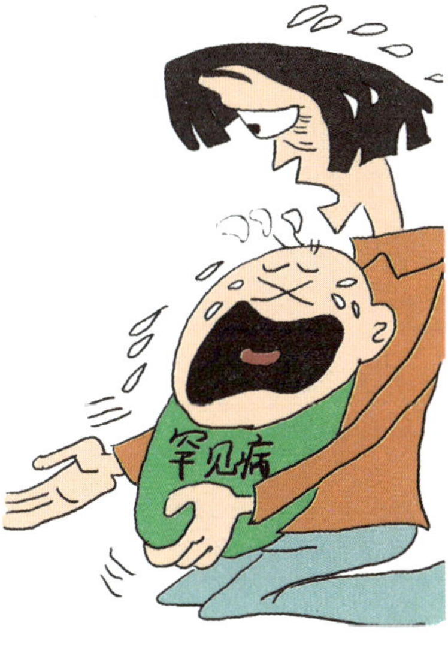

如何治疗“孤儿病”

像罕见病常被称为“孤儿病”一样，治疗罕见病的药物常被称为“孤儿药”。长期以来，绝大多数制药企业考虑到罕见病药物的市场需求量小、研发费用昂贵、在未来的销售中可能无法收回研发成本等因素，不愿对其进行开发。直到近年来，随着生物技术的发展，并在美国、欧盟等国的孤儿药相关法律的保障下，国际上才研制出少数罕见病的治疗药物，包括美国健赞公司生产和合作的治疗戈谢氏病的伊米苷酶、治疗法布雷病的阿加糖酶β、治疗黏多糖贮积症Ⅰ型的α-L-艾杜糖醛酸酶、治疗黏多糖贮积症Ⅱ型的艾杜糖硫酸酯酶、治疗庞贝病的α葡萄糖苷酶等。**目前，世界各国的成千上万名罕见病患者正在接受这些药物的治疗，使这些罕见病患者的病情及生活质量得到了大大改善，并且有的正在像正常人一样为社会做贡献。**

尽管如此，至今仍仅有极少数的罕见性遗传病有特效的治疗方法，而多数罕见病只能依靠对症治疗。而且，由于延误诊断、获得药物困难等原因，许多患者开始治疗的时间较晚，导致病变已经不可逆转，给患者本人及其家庭造成了终身遗憾。

孕产小百科

要不要定期服用“补药”

准妈妈要知道，是药三分毒，还是听医嘱的好。

贴有“孕妇专用”标签的维生素和微量元素的产品并不是准妈妈必须要服用的。它们只是给膳食非常不均衡的准妈妈设计的。如果你属于这种情况，最好先从纠正自己的饮食习惯开始。此外，这些产品也适用于那些肠胃吸收有问题的准妈妈，尽管有良好的饮食，但是她们不能吸收必要的营养。不过，无论是哪种情况，服用这些产品之前，一定要咨询医生的意见。医生会根据你的情况，给你提出个性化的建议。否则，如果我们盲目地摄入自己本不需要的某种维生素或微量元素，可能会适得其反。

2. 罕见遗传病的类型

国际上已发现 6000 多种罕见病，大约占人类疾病种类的 10%。约有 50% 的罕见病在出生时或者儿童期即可发病，病情常进展迅速，死亡率很高，给患者家庭造成的痛苦巨大。

◆ **单基因病**

单基因常常表现出功能性的改变，不能合成某种蛋白质，代谢功能紊乱，形成代谢性遗传病。单基因病又分为以下三种。

1. 显性遗传：父母一方有显性基因，一经传给下代就能发病，即有发病的父代，必然有发病的子代，而且世代相传，如多指、并指、原发性青光眼等。

2. 隐性遗传：如先天性聋哑、高度近视、白化病等，之所以称为隐性遗传病，是因为患儿的双亲外表往往正常，但都是致病基因的携带者。

基因与优生必知常识

不论是单基因病还是多基因病都是基因的病变引起的，不论是显性遗传、隐性遗传还是伴性遗传都与基因病变的遗传分不开。基因的多态性导致了基因病变的复杂性。

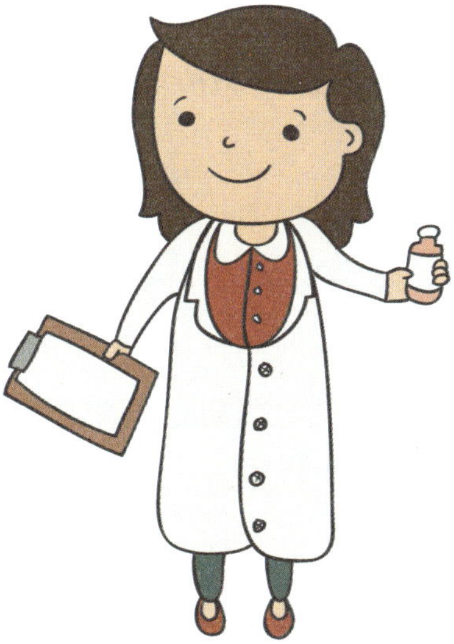

3. 性连锁遗传：又称伴性遗传，发病与性别有关，如血友病，其母亲是致病基因携带者。

◆ 多基因遗传

多基因遗传是由多种基因变化影响引起的，是基因与性状的关系，人的性状如身长、体型、智力、肤色和血压等均为多基因遗传，还有唇裂、腭裂也是多基因遗传。此外多基因遗传受环境因素的影响较大，如哮喘病、精神分裂症等。

◆ 染色体异常

染色体异常是由于染色体数目异常或排列位置异常等产生的，最常见的如先天愚型，这种宝宝面部愚钝、智力低下、两眼距离宽、斜视、呈伸舌样痴呆和患有先天性心脏病。

孕产小百科

孕期便秘怎么办

由于增大的子宫压迫胃肠，加之怀孕后运动量少，许多准妈妈于孕中期即出现便秘。防止便秘，就应当养成每天按时排便的习惯，多吃含纤维素多的蔬菜（如芹菜、白菜、萝卜、圆白菜）和粗粮等；多散散步，活动筋骨，最好做一些轻便的体操；多喝水，每天清晨最好喝一杯淡盐水，喝蜜糖水可以利便；多吃水果。如果已经形成严重的便秘，可以用开塞露或滑润剂通便，或用肥皂条蘸水通便，也可用石蜡油或麻油、花生油暂且通便，但严禁使用泻药，否则会导致流产、早产。

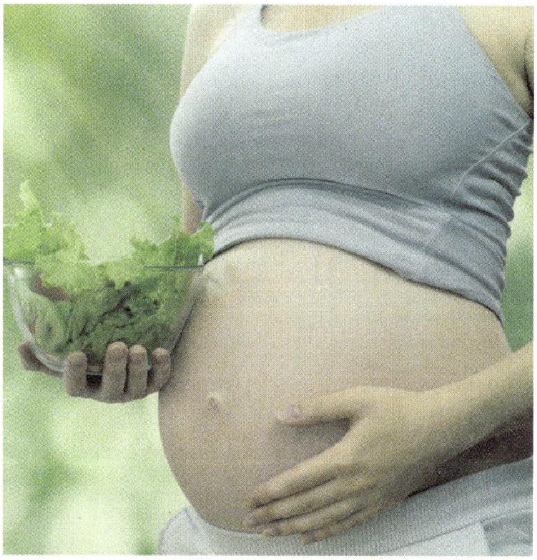

3. 使男人不男的“克莱恩费尔特综合征”

一旦确诊为克莱恩费尔特综合征，宜在青春期后长期或终生应用雄激素替代疗法。目前临床上常用丙酸睾酮、庚酸睾酮和十一酸睾酮。

◆ 马修的故事

据英国《每日邮报》报道，现年31岁的阿黛尔·马卡姆形容自己是一个喜欢漂亮衣服、希望结婚生子的“正常女子”。但是在过去的28年里，她却是一个名叫马修的男孩。

“马修”出生时，他的父母非常高兴能有一个男孩，因为他们已经有两个女儿。马修还是个小男孩时，说话和行为都很温柔，他喜欢和其他女孩一起玩。家人常责怪他“太女宝宝气”。

但随着马修的成长，家庭医生注意到“他”的生殖器有些问题。后来专家确定马修患有罕见的“克莱恩费尔特综合征”。

基因与优生必知常识

男孩女性化的现象很普遍，但是当一个男孩患有克莱恩费尔特综合征时，这种症状比普通老百姓所说的“阴阳人”还严重，不但担当不起传宗接代的家庭重任，还会给家庭、患者本人带来压力和巨大的痛苦。

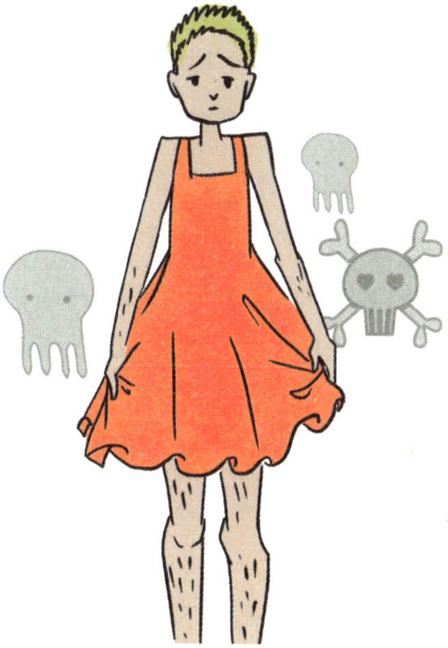

◆ **克莱恩费尔特综合征和基因的关系**

克莱恩费尔特综合征，是一种性染色体异常引起的遗传疾病，其个体有至少2条XX性染色体、至少1条Y性染色体，典型情况下为XXY，一般为男性。该症于1942年首先由Klin Felter发现并描述。额外的X染色体，可能来自卵子或精子。发病率为0.1%。患者在儿童期多无异常，青春期及成年后逐渐出现异常表现。

◆ **发病**

克莱恩费尔特综合征的发病是由于父母的生殖细胞在减数分裂形成精子和卵子的过程中性染色体发生不分离现象所致。患者母亲年龄越大染色体不分离的频率也就越高。另外某些化学物质如丝裂霉素C可引起染色体异常；饮酒也能导致下一代发生克莱恩费尔特综合征。

◆ **检查**

克莱恩费尔特综合征可通过11岁后促性腺激素升高的检查、绒促性素兴奋试验睾酮升高较正常男性差的检查、无精子或有少量畸形精子的检查、口腔黏膜涂片性染色质阳性或外周血淋巴细胞染色体核型异常的检查确诊。

孕产小百科

还没有去孕检过，孕检前都要准备些什么

准备怀孕时，如果没有孕检过，孕前一定要问问有经验的妈妈。

每次体检，衣服宜宽松、容易穿脱，鞋子应为两三厘米的低跟比较好。检查的事项很多，可以准备一个袋子，将所需的检查单通通放置在一起，避免每次手忙脚乱找不到。平时在家中关于自己身体反应上的疑惑，还有看不明白的检查结果，一定要向医生询问。

4. 骇人听闻的猫叫综合征

对于患有猫叫综合征的婴儿，父母应该精心照顾其饮食，这是宝宝成长过程中非常重要的环节。食贵有节、食宜清淡、食宜暖、食宜细缓、食前忌动、食后忌静、食贵有时、慎用医药。

◆ **病例：和基因有关**

据报道，2008年新疆古丽女士抱着3个月大的女儿，伤心地从自治区人民医院办理了出院手续，她的宝宝患上了罕见的猫叫综合征。遗传学专家说，这种病最显著的病症是，宝宝的哭声像猫叫一样。自1963年发现以来，国内外报道仅200余例，我国有记录的仅20余例，而这种病在新疆还是首次发现。

“猫叫综合征”是第5号染色体短臂缺失引起的遗传病。染色体上某一区段及其带有的基因一起丢失，从而引起变异的现象叫染色体缺失。在个体发育中，染色体缺失发生得越早，

基因与优生必知常识

猫叫的声音大家都很熟悉，当一个宝宝发出猫叫的声音，这可不是什么艺术的展示，而是基因遗传造成的罕见遗传病。猫叫综合征伴随着严重的智力低下和营养不良现象，对猫叫综合征的患者关键是从饮食方面对患者精心呵护。

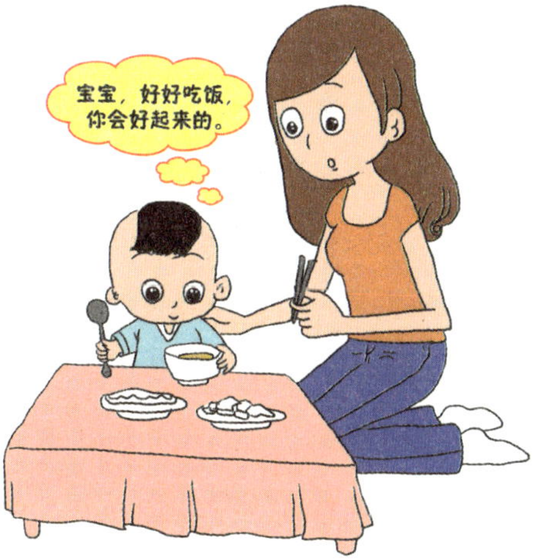

孕产小百科

孕中期饮食要求有哪些

保证充足、均衡的营养，必须充分摄取蛋白质，适宜食用鱼、瘦肉、牛奶、鸡蛋、豆类等。忌用辛辣调料，多吃新鲜蔬菜和水果，适当补充钙元素。

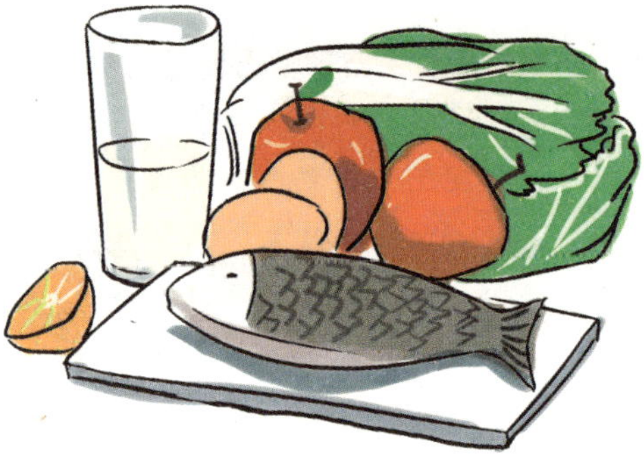

影响越大，缺失的片段越大，对个体的影响也越严重，重则引起个体死亡，轻则影响个体的生活力。染色体缺失是内因和外因共同作用的结果，内因有生物体内代谢过程的失调、衰老等，外因有各种射线、化学药剂、温度的剧变等。

◆ 特点

患儿一般表现为生长发育迟缓、头中部畸形、哭声轻、音调高、皮纹改变等，并有严重的智能障碍，而其最明显的特征是哭声类似猫叫，“猫叫综合征”因此而得名。据析，病儿哭声异常可能系喉部发育不良所致，也可能与脑损害有关。

据临床观察，患儿比正常新生儿喜哭，猫叫样的哭声显著，此外，患儿眼距较宽，耳郭位置偏低，并伴生较多毛发，口腔中上腭也较高。医学遗传专家说，患有猫叫综合征的新生儿，目前尚无理想的治疗手段，只能对症观察治疗。据病例分析，猫叫综合征患儿有一半是合并有心脏病，严重的智力和发育都存在障碍，生活不能自理，但仍有的成活至成年，并生育下一代，且有遗传下去的风险。多数患儿随着年龄增长，猫叫声完全消失，但也有8岁仍有猫叫的病例。

5. 肌肉萎缩的DMD（杜氏肌营养不良症）

DMD，国内称为杜氏肌营养不良症，它是一种严重的X连锁隐性遗传性肌肉病，65%由上一代遗传，35%为个体突变。发病率：活产男婴中的发病率约为1/3500，全国每年新增3000名DMD/BMD病人，患者总数约10万人。

◆ DMD的症状表现

进行性四肢骨骼肌萎缩无力、小腿腓肠肌假性肥大、脊柱侧弯认知功能障碍以及呼吸系统疾病和心脏病，泌尿系统等多系统疾病，患者最终于成年早期死于呼吸和循环衰竭。

◆ DMD病程发展

出生时肌酶升高，是正常人的10倍；3～5岁有临床症状，四肢无力，爬楼困难；12岁坐轮椅；20岁死亡。

DMD症是X连锁隐性遗传，隔代相传，传男不传女。原因是Y染色体无对应等位基因，只有X染色体一个等位基因。通常男性患者比女性多。男性患者下传突变基因给他所有的女儿，女儿又下传给她半数的儿子，永远不会父传子。携带者可能有程度不同的症状表达。

基因与优生必知常识

本病的发病年龄为1~10岁，平均发病年龄为2.8岁。有人提出，婴儿发病者，可在宫内即有血清酶的异常，出生第9天即可测出血清酶活性的异常增高，因此亦可以认为本病的发病年龄从出生即已开始。疾病早期，常常由于跟腱挛缩而出现足尖走路；中期病者，由于肢带肌萎缩和跟腱挛缩，逐步出现腰椎前凸，形成脊柱前凸畸形。由于足尖走路和脊柱前凸，因此，躯干重力平衡失调，患者极易跌倒而骨折。最严重者可有全身骨骼肌肉萎缩和各大关节挛缩，以致卧床不起。

◆ **发病机制**

研究发现抗肌萎缩蛋白(Dystro—phin) 功能缺失，其由 2.4 ~ 3.0 mb 超巨型基因、编码常发生缺失、重复和点突变。抗肌萎缩蛋白通常与肌纤维膜上的收缩结构相关联，该蛋白功能异常造成肌纤维膜破裂，钙流入肌细胞激发了一系列反应(包括炎症反应)：肌纤维细胞死亡→细胞修复→细胞再生受损→“耗竭”→纤维变性→脂肪替代等。

◆ **DMD 的治疗**

DMD 的基因治疗可采用反义寡核苷酸人为干扰前体 mRNA 上(有点突变、移码突变，或有缺失、重复突变的) 外显子的剪接位点，使突变外显子不被剪接下来，从而恢复 mRNA 的阅读框并编码缩短的、有一定功能的抗肌萎缩蛋白，将 DMD 改善至相对良性的、进展缓慢的 BMD。这种疗法叫外显子跳跃治疗。

孕产小百科

在这个时期诞生的婴儿，多半都能顺利成长，其成熟已经达到相当高的程度，在胎教方面也就有了更高一层的要求。

孕后期生活要点有哪些

1. 注意个人孕期保健，讲卫生、宽着衣、慎起居、避寒暑
2. 不饮酒、不吸烟、不喝咖啡、不浓妆艳抹
3. 不与猫、狗多玩耍，以防污染胎儿
4. 孕期按时体检、注意血与尿的检查
5. 孕妈妈注意个人精神、品德修养带给胎儿的影响
6. 怀孕 7 个月时，每两周产前检查一次

有约 13% 的 DMD 患者因 DMD 基因点突变，造成终止密码子提前出现而产生一个截短的蛋白质产物。我看 PTC124 可忽视抗肌萎缩蛋白基因上存在的无义突变，产生具有功能的蛋白质，这种叫无义突变的通读治疗。

6. 令人致命的庞贝氏症

庞贝氏症全球新生儿罹患概率在 1:40 000 或 0.0025% 左右，但不同的地区则有所差异，例如在非洲裔的美国人中，发生率略高，约为 1:14 000；而在中国的发生率则约为 1:50 000。

◆ 庞贝氏症

美国电影《良医妙药》讲述了工人约翰和罗伯特博士寻找约翰两个儿子罕见的遗传病——庞贝氏症的治愈方法的曲折感人的故事。

庞贝氏症是一种罕见疾病，又称为酸性麦芽糖 α－葡萄糖苷酶（GAA）Ⅱ缺乏症或肝糖原贮积症第Ⅱ型，也叫糖原累积症第Ⅱ型。

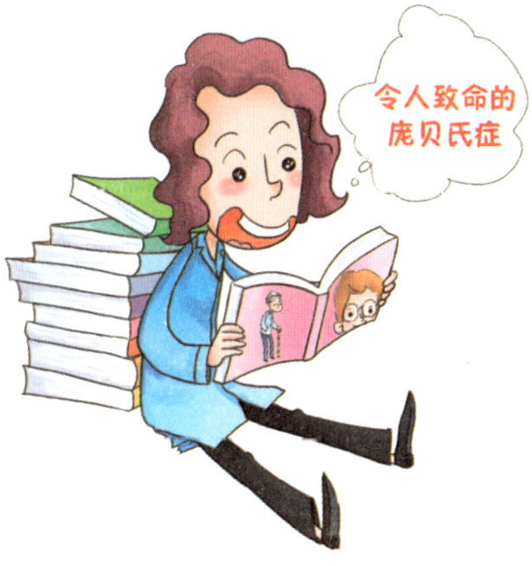

基因与优生必知常识

根据发病年龄，一般将庞贝氏症分为两大类：婴儿型和晚发型。婴儿的疾病表现是最严重而且危及生命的，这个疾病的影响在出生后的几个月内就出现，通常进展快速，主要临床表现为心肌肥厚、肝大、肌力和肌张力减退，一般一周岁内死于呼吸循环衰竭。晚发型庞贝氏症恶化较慢，而且不同病人间的差异很大，有些病人只有轻微的症状和稍许的肌肉无力，但是有些病人最后可能需要轮椅和呼吸器。一般而言，此型开始发作的年纪愈小，症状与恶化的情形愈严重。大部分的病人会因为呼吸逐渐恶化而缩短寿命。

◆ 症状

婴儿型庞贝氏症多在婴儿6个月左右发病，病儿常在1岁前就死亡，表现出严重的肌肉无力、舌头肥大、心脏肥大、肝脏肥大、呼吸困难，无法如期达到发育的标准。

◆ 遗传因素

庞贝氏症病因为第17对染色体出现病变，导致体内缺乏酸性 α－葡萄糖苷酶这种酶，而无法分解肝糖原，会导致肌肉无力、心脏扩大。

庞贝氏症是经由双亲遗传给小孩的，而且是一种自体隐性遗传。庞贝氏症患者遗传了分别来自双亲的两个不正常的基因。因为基因有缺陷而使得GAA产量不足，甚至一点儿也没有。或者，某些病患其实含有足量的酶，但是其GAA并未具有应有的功能。

如果双亲都是基因携带者，并不意味着他们的小孩一定会患有此疾病。这是因为父母具有一个正常的基因与一个不正常的基因。在基因“随机乐透”的组合下，当带有不正常基因的双亲怀有一个小孩时，就有四种可能的结果。

孕产小百科

综合运用多种胎教

孕妈妈的胎教应该注意从以下几方面着手:

记忆训练——胎儿对外界有意识的激动行为和感知体验，将来会长期保留在记忆中，直到出生后，而且对于婴儿的智力、能力、个性等均有较大的影响。事实表明胎教实际上就是婴儿教育的启蒙。

听讲故事——可选择幼儿图书的内容给胎儿讲故事。孕妈妈在给胎儿讲故事时，一定要注意把感情倾注在故事的情节之中，通过语气声调的变化，将喜怒哀乐通过富有感情的声调传递给胎儿，使胎儿受到感染。单调和毫无生气的声音是不能唤起胎儿的感受性的。

游戏训练——胎儿在母体内有很强的感知能力，准父母通过游戏对胎儿进行胎教训练，不但能增强胎儿活动的积极性，而且有利于胎儿的智力发展。

7. 对罕见遗传病的预防

基因科学的发展、基因检测的重要性，充分证明了“今天的举手之劳，明日的无价之宝”。

◆ 罕见遗传病

罕见的意思是稀少，虽然稀少，可是罕见的遗传疾病的的确确存在于我们的生活中。由于罕见的遗传疾病造成了家庭悲剧，令为人父母者“谈虎色变”。如何预防罕见的遗传疾病？如何治疗罕见的遗传疾病？这已成为生物科学界的不懈追求。

◆ 孕前预防

目前的科技医疗水平使人们或多或少地对罕见的遗传疾病有了一定的认识，虽然还不可能全部地预防和治疗，但是必要的父母、婴儿的基因筛查已成为降低罕见遗传病发病率的首选。

华大基因集团的董事长汪建曾经在多地发表过关于基因的演讲，为了避免不再有所谓的“弃婴岛”存在，人类必须进行基因研究和基因筛查，从另一个角度佐证预防和治疗罕见遗

基因与优生必知常识

在新生儿的疾病筛查方面，发达国家已走在我们前头。据中国医学科学院、中国协和医科大学检验医学研发中心教授何健介绍，目前国际上对新生儿疾病的筛查主要采用“液相串联质谱判读技术”，一般在新生儿出生 24 小时后即由专业护士采新生儿的足跟血一两滴，几分钟后便可检测出 30 余种遗传代谢病。

有关资料显示，美国 2007 年已有 88% 的地区采用液相串联质谱判读技术进行新生儿筛查；德国 1991 至 2001 年间采用液相串联质谱技术对出生人口的 98% 进行了筛查；澳大利亚自 2004 年起实现了全部采用液相串联质谱判读技术进行新生儿遗传代谢病的筛查；日本、韩国的新生儿筛查已经由家长自愿筛查变为依照国家立法必须进行的项目。“我国采用液相串联质谱判读技术进行新生儿筛查刚刚开始，任重道远！”

传病的必要性和可行性。

在全基因测序、全外显子测序可以发现大多数遗传疾病的基础上，随着第二代基因测序技术（NGS）的日益进步和成本逐步下降，基因筛查已成为疾病预防的重要手段。

孕前基因筛查是预防遗传性疾病的最佳时机。婚检首先针对的是遗传病，包括两大类：单基因遗传病和多基因遗传病。前者由于致病基因单一，因而遗传患病率较高，而后者由于致病基因多元，患病概率相对较低。目前遗传病有 6000 余种，没有根本治疗的办法，正威胁着数以千万计的人的健康，给家庭、国家、民族带来痛苦和沉重的负担。通过婚检可以及时发现一些遗传病，并根据情况做遗传风险度测算及遗传方式的分析，由医生进行优生指导，尽可能避免生出一个智残或极不健康的宝宝。

◆ 新生儿筛查

新生儿疾病筛查是指对每个出生的小宝宝，通过先进的实验室检测发现某些危害严重的先天性遗传代谢性疾病，从而早期诊断、早期治疗，避免小宝宝因脑、肝、肾等损害引起智力、体力发育障碍甚至死亡。新生儿的疾病筛查有先天性甲状腺功能低下、苯丙酮尿症、听力缺失等方面。

如 DMD 的早期筛查，可以通过筛查干血斑点（DBS）测定 CK，对 CK 超过正常 10 倍以上的个体进行 NGS 检测，这样就可以用可控制成本把罕见病 DMD 筛查出来，这也是目前对罕见遗传病防患于未然的最简单、最实用、最科学的方法。

孕产小百科

准妈妈为什么需要增加锌的摄入量

准妈妈要知道，锌是非常重要的营养元素，缺少锌对胎儿的发育非常不利。

准妈妈如果缺锌，会影响胎宝宝在宫内的生长，会使胎儿的大脑、心脏等重要器官发育不良。缺锌会造成孕妈妈味觉、嗅觉异常，食欲减退，消化和吸收功能不良，免疫力降低，这样势必造成胎儿宫内发育迟缓。富含锌的食物有生蚝、牡蛎、肝脏、口蘑、芝麻、赤贝等，在生蚝中锌的含量尤其丰富。

第七章

基因工程制药，已经为宝宝健康护航

JI YIN GONG CHENG ZHI YAO,
YI JING WEI BAO BAO JIAN KANG HU HANG

基因药物的一个重要特点是针对性强，因而可获得很高的疗效。进入21世纪，人类迎来个性化药物时代。不久的将来，利用信息技术可以在10分钟或更短的时间内确定患者的基因缺损数据，进而针对每一位患者基因缺损的不同情况设计药品，这种研究不仅是一个方向，而且是必要的和可能的。

鉴于基因技术在医学领域的实用价值极大，其巨大的市场潜力已被许多企业看好。

国际医药界相信，基因技术将从根本上革新传统药物的开发和生产，并成为21世纪国际商品市场的最大热点之一。

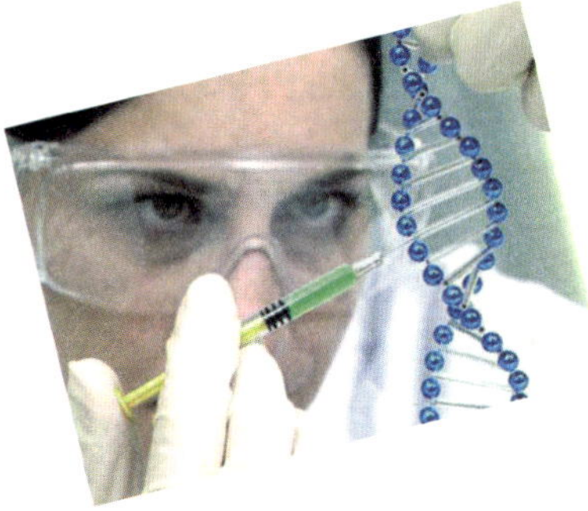

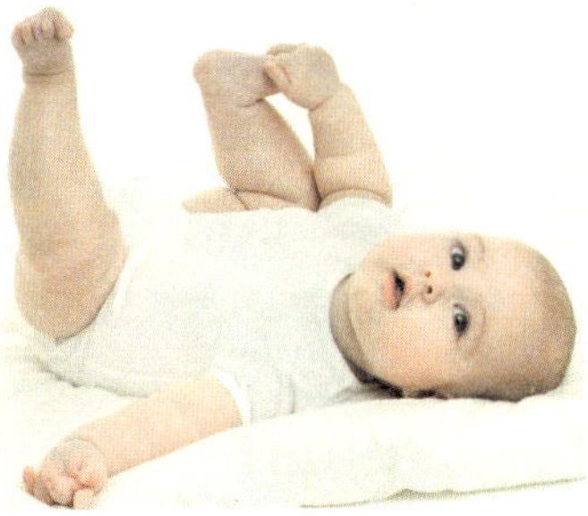

可以吃的基因疫苗

孕妇和基因药物

新陈代谢

疾病筛查

基因激素助孕

神奇的生物医药

用基因干扰素

胰岛素

基因制药工程

恭喜你怀孕啦

治疗不孕不再难

基因科学的大幕已经拉开啦

用基因保护宝宝

基因工程药物的鼻祖

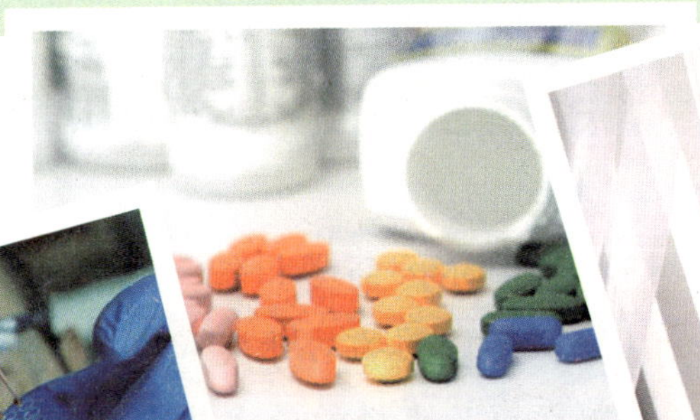

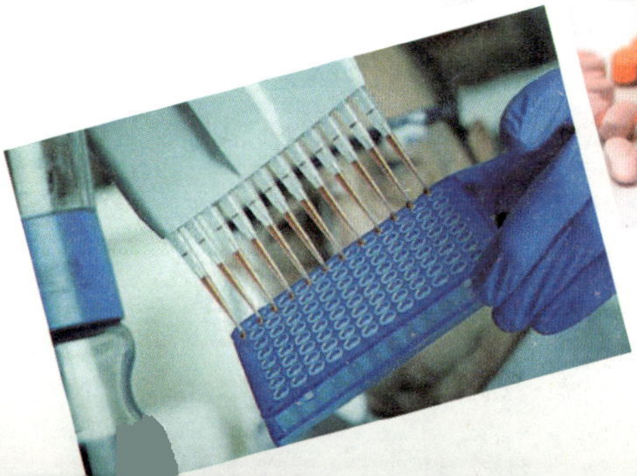

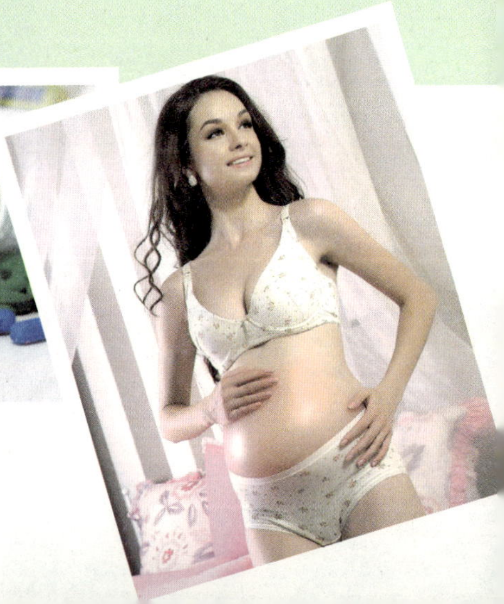

1. 基因工程制药，未来医药的必然趋势

基因制药作为一门新兴的制药工业，它具有传统化学制药无法比拟的优势。

◆ 基因制药的实质

基因制药是基因工程应用于医药生产的一门新兴工业，是从一种生物体分离编码某蛋白质的基因（一个 DNA 片段），将它转入表达载体构建成表达质粒，再转入受体细胞（如大肠杆菌、酵母菌或动物细胞等）经大量发酵或细胞培养，受体细胞可大量表达这种蛋白质的过程。

首先，基因制药具有药物作用效果明确、作用机制清楚或作用专一、毒副作用小等优点。凭借人类基因组序列的全面破解，科学家可以针对人类 2.5 万个基因中与疾病相关的特定基因（定靶标和受体）设计药物，发挥药效，就像发射“导弹”那样精准，从而避免了盲目的“开火”，伤及“无辜”。

其次，基因制药将从基因的个性化角度配制药物，使疾病得到根治。在长期的医疗实践中发现，同样的药物对部

基因与优生必知常识

年轻的妈妈们要知道，基因药物已经投入实际运用。目前在国际市场畅销的基因工程药物有人胰岛素、红细胞生成素、单克隆抗体、重组人生长激素、干扰素、白细胞介素、表皮生长因子、肿瘤坏死因子等，已广泛应用于治疗糖尿病、癌症、肝炎、发育不良、囊性纤维症和一些遗传病，在很多领域特别是疑难病症上，起到了传统化学药物难以达到的作用。

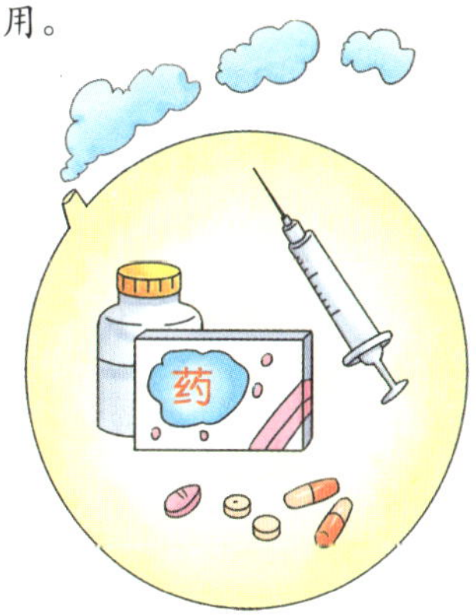

分患者有疗效，对其他人不但无效，还可能产生不良的副作用，造成药物疗效差异的重要原因是每个人遗传背景的差异。药物进入人体后，代谢转化作用不同。药物遗传学研究将通过加速鉴定疾病相关靶点、促进新药发现，最终实现为每一个患者找到最合适的药物，以及为每一种药找到最合适的患者，真正做到看病吃药也能因人而异、“量体裁衣”。

◆ 基因生物工程分类

基因生物工程可分为以下几类。①微生物基因工程：即把目的基因导入大肠杆菌等工程菌中，通过微生物来表达基因蛋白，以前上市的转基因药物，绝大多数都是细菌基因工程产品。细菌只能用来生产一部分不需进行复杂的翻译后加工的药用蛋白。②细胞基因工程：常用的工程细胞株来自人或小鼠等哺乳动物，能正确表达人类基因，对所表达的蛋白质进行正确的修饰加工，生产出有活性的产品，如人凝血因子。然而，哺乳动物细胞培养条件苛刻，成本高，产率又低，难以进行大规模生产。③转基因动物：将人们所需的目的基因直接导入鼠、兔、羊、牛等动物体内，使目的基因在哺乳动物体内表达，从而获得目的产品，这是当前极具发展前景的药物生产方式。

孕产小百科

准妈妈为什么有时难以入睡

准妈妈们，是不是容易失眠呢？接下来，我们看看失眠的原因在哪里。

造成孕期难入睡的主因，可能是准妈妈的担心与焦虑，怀孕前、中、后期都有不同的睡眠困扰。早期虽然不会被胎动踢醒，但却容易因为身体不适，如孕吐、频尿、担心宝宝健康而睡不着。到了怀孕中期，肚子开始变大，腰酸背痛、四肢不舒服等情况虽会陆续发生，不过却可以说是怀孕期间最舒服的阶段。到后期时，子宫已经愈撑愈大，经常顶到横膈膜，会让孕妇呼吸变喘，再加上胀气等肠胃不适现象频发，抽筋、打鼾等情况也会加重，更令睡不着、睡不好的情况加剧。

2. 基因干扰素——宝宝健康的保证

干扰素对病毒本身没有直接的杀灭能力，但能以某种方式改变细胞，从而保护细胞免受病毒的侵害。而后发现其有一定的抗肿瘤作用。

干扰素的作用

当人或动物受到某种病毒感染时，体内会产生一种物质，它会阻止或干扰人体再次受到病毒感染，故人们把它称为干扰素。干扰素是一类具有高活性的诱生蛋白，抗病毒、调节 T 和 B 淋巴细胞，增强巨噬细胞及 NK 细胞活性，促进细胞表面组织相容性抗原的表达，从而增强免疫调节等功能。但是，通常情况下人体内的干扰素处于“休眠”状态，只有在发生病毒感染或受到干扰素诱导物的诱导时才会“苏醒”，开始产生微量干扰素。

α1β 干扰素主要用于肝炎、毛细胞白血病、Kaposi 肉瘤、癌症、艾滋病等的治疗；α1β 干扰素还用于多发性硬化症；Y- 干扰素主要用于慢性肉芽肿、生殖器疣、感染性疾病、关节炎、过敏性皮炎等。

基因与优生必知常识

干扰素是现代治疗性病的首选，它给要生育的父母带来安全保障。同时干扰素是治疗肝炎、肿瘤的理想药物，这不但给患肝炎或者肿瘤的父母康复带来新生，更为所生育的宝宝的健康救治带来希望，我国的干扰素生产走在了世界的前列。

◆ 重组干扰素

我国首创的重组干扰素——α1β 已具备向国外转让技术和承包工程的能力，是世界上第一个采用中国人白细胞来源的干扰素基因克隆和表达的基因工程药物，是我国首创的国家级一类新药。干扰素 α1β 用于慢性乙型肝炎患者的治疗，主要是通过抑制病毒 DNA 复制和调节机体免疫功能来起作用，临床经验已非常成熟，其疗效已得到肯定，治疗短期有效率可达 70% 以上，长期有效率接近 50%，而且疗效持久，患者有望完全康复。因此符合干扰素治疗条件者只要经济条件许可，均应及早选用干扰素治疗。

临床应用表明干扰素是一种比较安全的生物制剂，无明显和永久的毒副作用。干扰素用于临床，对血液系统、泌尿系统肿瘤有较好疗效，特别对毛细胞白血病缓解率达 80% ~ 90%。治疗 Kaposi 肉瘤表明 40% 的肿瘤会明显消退。体腔内给药可使胸、腹水及其癌细胞减少，甚至消失。第五届国际干扰素会议上报道，干扰素联合化疗、放疗对恶性肿瘤和神经胶质瘤及小剂量 α－干扰素维持疗法对小细胞肺癌和胃癌均有较好疗效。最近研究又证明干扰素有抗肿瘤血管生成的作用，从而抑制肿瘤生长。

孕产小百科

孕后期胎教要点有哪些

孕后期的胎儿，能在羊水中自由自在地活动，并迅速地成长，大脑发育也日渐复杂、成熟，这时母亲可以通过讲故事、弹琴、听胎教音乐等形式提高胎儿的智力。研究表明此月份的胎儿能通过声音的波长和频率，产生直接的记忆，接收母亲的情感。所以，这个时期是全部吸收时期，可谓胎教的“尖峰时刻”。

1. 做好产前体操，以运行气血、心意养生，锻炼积蓄体力
2. 防止早产，避免过于疲劳
3. 准备婴儿用品

3. 治疗不孕不再难，基因激素助孕有奇效

治疗女性不孕可以用很多方法，治疗的药物也有很多，如排卵障碍的可以用促排卵药物，内分泌失调的可以用激素类药物等。

女性不孕越来越成为一个全球性、公开性和大众性的话题，有人甚至认为女性不孕将成为世界性的难题，应该引起女性朋友的高度重视。引起女性不孕的原因有很多，关于女性不孕的治疗药物也有不少。

◆ 治疗女性不孕的激素类药物

1. 促性腺激素类（果纳芬、HMG）。

这种注射药物是基因重组的尿促卵泡素（FSH），可以直接刺激卵巢产生多个卵子。

药物使用的剂量很大程度上取决于患者卵巢对药物的反应，根据年龄、卵巢的储备状态、卵巢损伤的程度、遗传因素等存在个体差异。一般在促排卵过程中可以调整剂量使用。

基因与优生必知常识

传统的不孕不育治疗也许有作用，但是会不同程度地带来副作用。基因药物根据病理，从生物受体的角度，采取个性化用药，不但精确、安全、药效高，更重要的是不会带来对新生命的影响，确保了新生命的高质量。

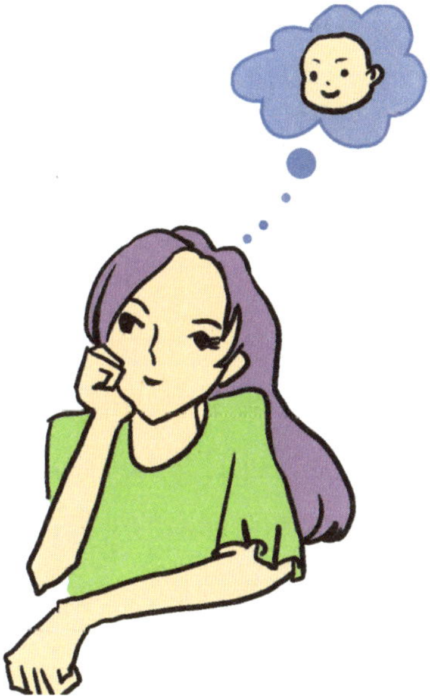

2.HCG（人绒毛膜促性腺激素）。

这种注射药物主要用来促进卵子成熟、诱发排卵。“试管婴儿”促排卵过程中，注射HCG5000～10 000单位，36小时后可以排卵。

一般人工授精的周期是下午注射HCG，24小时后进行人工授精，48小时观察卵泡是否破裂。因为卵母细胞排出后可保持24小时的受精机会，因此HCG注射后48小时观察卵泡破裂，可以确保精子和卵子都有最佳的受精时机。

3.促性腺激素释放激素激动剂（GnRH-a）。

这种注射药物主要用于抑制自身的下丘脑、垂体分泌的激素，抑制排卵。它的作用主要有：使雌激素降低到最低水平，治疗子宫内膜异位症；停止自身的排卵，以促排卵药物来刺激卵泡的生长；用于其他需要降低雌激素和停止排卵来治疗的疾病。

孕产小百科

脑黄金对准妈妈重要吗

DHA、EPA和脑磷脂、卵磷脂等物质合在一起，被称为“脑黄金”。脑黄金对于怀孕的准妈妈来说，具有双重的重要意义。首先，脑黄金能预防早产，防止胎儿发育迟缓，增加婴儿出生时的体重。其次，此时的胎宝宝神经系统逐渐完善，全身组织尤其是大脑细胞发育速度比孕早期明显加快。而足够的脑黄金的摄入，能保证胎儿大脑和视网膜的正常发育。

为补充足量的脑黄金，准妈妈可以交替地吃些富含DHA类的物质，如富含天然亚油酸、亚麻酸的核桃、松子、葵花子、杏仁、榛子、花生等坚果类食品，此外还包括海鱼、鱼油等。这些食物富含胎宝宝大脑细胞发育所必需的脂肪酸，有健脑益智的作用。

4.雌激素。

治疗女性不孕的激素类药物有哪些呢？雌激素是比较常见的。雌激素主要的口服天然药品有补佳乐、倍美力、17β-雌二醇等。主要用于在诱导排卵周期、冷冻胚胎移植和接受供卵的治疗周期中促进子宫内膜生长。

4. 胰岛素：基因工程药物的鼻祖

糖尿病不可怕，关键的是糖尿病并发症能对生命产生威胁，同时糖尿病能够遗传给下一代，且在各国都有年轻化的发展趋势。

◆ 糖尿病和胰岛素

由于生活好了，现在越来越多的人患有糖尿病，糖尿病被称为“富贵病”。

基因技术发现，糖尿病患者是由于胰腺的 β 细胞不能分泌胰岛素，使患者血糖过高，继而带来吃得多、喝得多、尿得多、体重减少（即三多一少）的一系列临床症状。糖尿病的死亡率仅次于心脏病和癌症。随着现代生物制药技术的发展，胰岛素已成为目前降低人体血糖含量的首选，胰岛素是第一例基因工程制药。

基因与优生必知常识

糖尿病已成为人类健康的新型杀手，现在还不可能彻底治愈，只能有效地预防和治疗，其中胰岛素是最好的治疗方法。假若你是糖尿病患者或者糖尿病基因的潜在携带者，假如你的宝宝患上少儿糖尿病，请赶快用胰岛素治疗，糖尿病的控制能让宝宝健康的成长，不会危及生命。

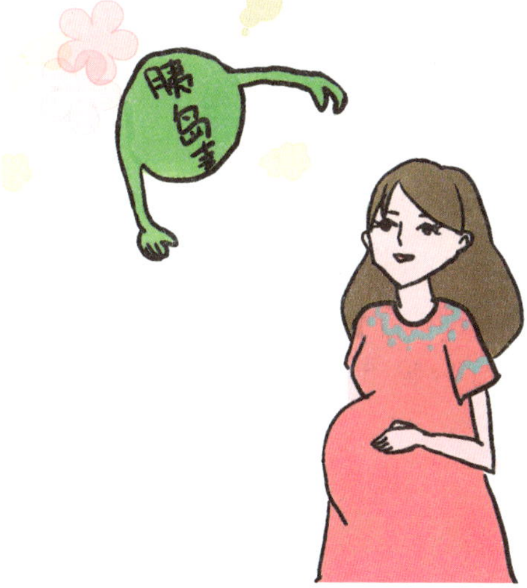

◆ 基因工程胰岛素

胰岛素的制造过程具体就是把人的胰岛素基因转入大肠杆菌的细胞中，随着大肠杆菌的繁殖，胰岛素基因也一代代地遗传下去。由于大肠杆菌大约 20 分钟就能繁殖一代，把它放到大型的发酵罐里进行人工培养，就可以大量繁殖，就能够生产出大量人的胰岛素。

◆ 基因治疗胰岛素

1981 年基因重组人胰岛素产品正式投入市场，大肠杆菌成了名副其实的生产胰岛素的“活工厂”，胰岛素供不应求的问题彻底解决了。基因重组人胰岛素的生产为制药工厂开辟了新天地，开创了制药工业的新时代。

现在运用基因工程技术将人类胰岛素基因导入位于胃部和小肠的 K 细胞。实验结果发现，这种方法不仅能够产生人类胰岛素，甚至在破坏了胰腺 β 细胞后新的 K 细胞仍然能够防止实验鼠患上糖尿病，因为新的 K 细胞具备了储存和释放胰岛素的“所需要机制”。这一成功从理论上讲，用基因疗法来治疗糖尿病是可行的，但还有一系列问题有待解决。

孕产小百科

什么是非妊娠腹痛

一般人患急性阑尾炎时腹部压痛在右下腹，而准妈妈因为宝宝的存在，右腹部的压痛随妊娠月份的增加而逐步上移。如果孕前做过腹部手术，手术后发生的肠粘连往往是孕期引发肠梗阻的原因。发生肠梗阻缺乏典型症状，所以一旦感到腹痛并伴有呕吐、腹泻，应及早去医院检查。由于受到怀孕生理变化的影响，如果孕前有胆石症，稍有不慎便极易导致胆囊发炎。胆囊发炎时出现上腹疼痛、恶心、呕吐、发烧，且疼痛会因饮食引起或加剧。准妈妈应注意细嚼慢咽，一餐不宜吃过饱，少吃脂肪含量多的食品。

胰岛素治疗糖尿病至今仍然是临床上最有效的方法。

5. 神奇的生物医药，让“小不点”拔高

如果儿童期生长激素分泌太多，处于发育期的儿童会患上巨人症；如果分泌过少，就会只长岁数不长个儿，成为令人心理上无法承受的“小不点”。

◆ 侏儒症

“小不点”，医学上叫侏儒症，与侏儒症相对的是巨人症，它们都是一种病态。病因就藏在大脑底部，只有豌豆大小的脑垂体出了问题，它是人体内分泌腺的总枢纽，向上接受下丘脑的调控，向下忠实地行使各种各样神圣而又微妙的职能。形状像秤砣的脑垂体，通过体内复杂的“网络系统”，遥控着甲状腺、乳腺、肾上腺、卵巢等腺体，控制人类的生长、发育和生殖。脑垂体能分泌9种激素，维护着人体正常的生理功能，一旦它的分泌功能发生紊乱，就会给机体带来严重的后果。如生长激素有序地分泌、不多不少、恰到好处时，能保证人体随着年龄的增长而同步增高，人体正常地生长发育。

基因与优生必知常识

经过准确地检测发现，有些宝宝长得偏矮并不属于病态，只是比正常范围偏低，值得提醒的是，这类宝宝不需要使用生长激素，更不要滥用什么增高药，以免身高没有长多少，反而促进性早熟，这种例子已屡见不鲜，用心良苦的父母们可千万要作为前车之鉴！

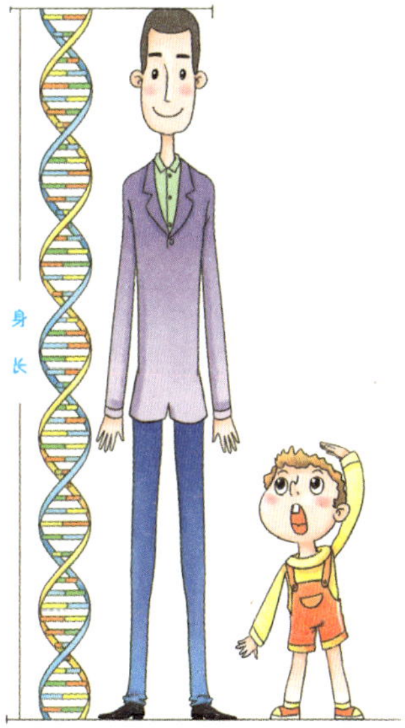

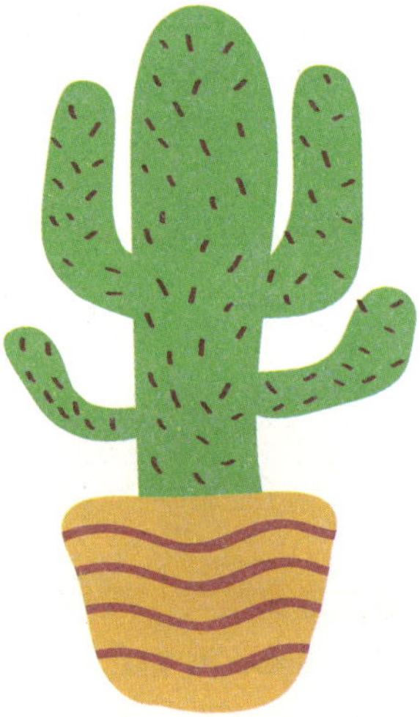

孕产小百科

准妈妈，你发现这些了吗

怀孕期间不仅宝宝在发生变化，准妈妈也在发生一些改变。

在孕后期，准妈妈的乳房会比以前膨胀得更为显著，更加敏感、柔软，甚至有些疼痛，有些准妈妈还能挤出透明、黏稠、颜色像水又微白的液体，内衣因此容易被污染。小腹凸出更明显了，偶尔会感到腹部一阵阵的剧痛，这种疼痛是腹部韧带拉伸造成的，有些妈妈还会因此而背疼。如果疼痛一直持续，就要咨询医生了。如果感觉到下腹像有一只小虫似的一下一下地蠕动，或者感觉像小鱼在腹中游动，这正是胎动。

◆ 生长激素

要使“小不点”拔高，唯一的办法是向人体注射生长激素。现在好了，利用生物工程技术，可以通过基因重组生长激素，使“小不点”快快长高。具体讲就是科学家从1升基因工程大肠杆菌培养液中就可以提取到30～50毫克生长激素，它的比活性为2.5～3.0单位/毫克(U/mg)。治疗一个侏儒症病人每天只要注射0.1单位剂量。

基因工程菌生产的生长激素，具有显著的社会效益和可观的经济效益。生长激素在世界上的销售额从1990年的6亿美元上升到1995年的10亿美元，一个生长激素基因仅获得的专利索赔价就达2亿美元。据报道我国上海瑞金医院成功地治疗了一对“小不点”姐妹：姐姐11岁，身高89厘米，妹妹8岁，身高80厘米，经过连续使用生长激素治疗了6年，结果姐妹身高分别达到145厘米和146厘米，尤其在第一年中身高增长竟达16厘米。

6. 防止乙型肝炎，基因疫苗大显身手

接种疫苗是控制乙型肝炎的主要措施，乙肝疫苗已形成一个快速发展的大市场。

◆ 肝炎的发生

肝脏位于人体腹腔的右上方，它是人体内最大的消化腺，是人体血液和养料的储藏地和转运站，具有解毒和防御功能。它整天运行操劳，时刻守护着人体的安全，因此它又比体内其他器官更容易受到损害。肝炎就是目前世界上广为传播的主要传染病之一。特别是乙型肝炎病毒携带者会转成慢性肝炎，其发生肝癌的比例要比不带乙肝病毒者高 50 倍以上。美国乙型肝炎病毒携带者约有 100 万人，我国约有 1.2 亿人，触目惊心啊！而且其中 1/4 最终将发展成慢性肝病，包括肝硬

基因与优生必知常识

肝病的严重性妈妈们可能了解过，导致肝病的一个主要原因就是乙肝。现在有了乙肝疫苗，为自身和宝宝的健康带来保障。合理检查身体、合理注射乙肝疫苗是妈妈们关爱家人和宝宝而一定要做的，更是准妈妈生育健康宝宝的必经之路。

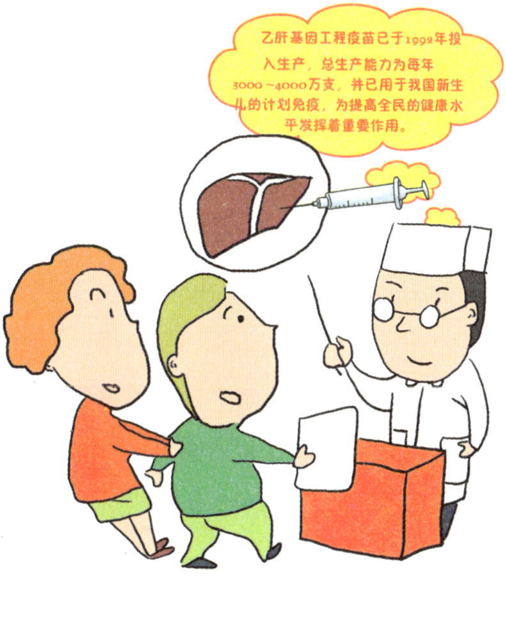

化和原发性肝癌。肝炎成了人们健康的重要杀手之一，因而世界各国都把乙型肝炎的检测、治疗和预防作为医药研究的重点之一。

◆ 乙肝疫苗

基因工程生产乙肝疫苗主要有两种方法：一种是将乙肝表面抗原基因转入酵母菌中，用基因重组的酵母细胞扩增抗原生产乙肝疫苗；另一种是把乙肝病毒的遗传基因片段导入中国仓鼠卵巢细胞（CHO），分离出基因工程细胞，扩增抗原再生产乙肝疫苗。

我国乙肝疫苗研制工作也取得了令人鼓舞的成就，乙肝基因工程疫苗已于1992年投入生产，总生产能力为每年3000～4000万支，并已用于我国新生儿的计划免疫，为提高全民的健康水平发挥着重要作用。人类的后代将不会再被乙肝病毒感染，现有的1.2亿携带者人数将会日渐降低。

孕产小百科

临产前的胎教时间用在全家为迎接新生儿的准备上。比如给宝宝准备衣物、尿布等。在准备这些的同时，胎教还是要进行的。

临产前生活要点有哪些

1. 聆听音乐，写胎教日记
2. 坚持胎教运动、散步
3. 坚持身体清洁，每天洗澡，勤换内衣、内裤
4. 停止性生活
5. 准备好分娩用的物品
6. 继续练习分娩的辅助动作
7. 怀孕9个月，每两周产前检查一次

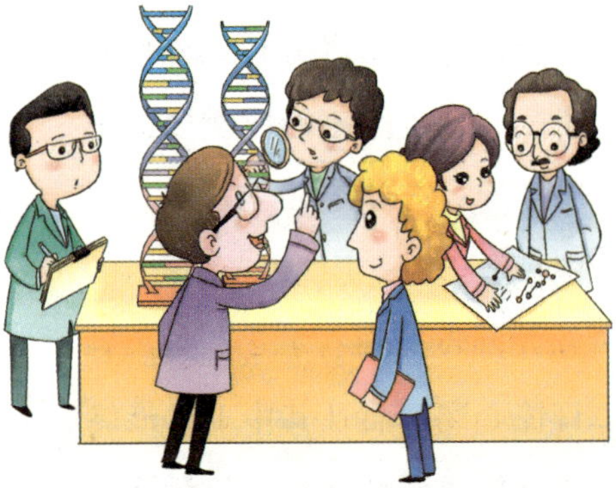

7. 可以吃的基因疫苗：在不知不觉中预防疾病

科学家为人们设计未来生活时，认为将来可能无须打针吃药，只要吃上几个水果就可以防病治病，甚至吃根胡萝卜也能使人获得免疫，预防拉肚子。

◆ 植物基因疫苗

早在1990年，国外的两名科学家首次以专利形式发表了利用植物生产疫苗的方法，他们在转基因烟草中成功地获得了变异链球菌的表面抗原。到目前为止，在转基因植物中表达的抗原基因有乙肝病毒表面抗原（HBsAg）基因、肺结核病毒分泌型蛋白MPT64基因、麻疹病毒血细胞凝集素糖蛋白（MV-H）基因等20多种。利用植物反应器来表达医用蛋白所用的植物载体，主要集中在烟草、土豆、西红柿、胡萝卜等少数植物。利用植物生产口服疫苗的研究大多数还在动物实验阶段。

基因与优生必知常识

一旦可以吃的疫苗临床试验成功，对宝宝、老人等是多么大的幸事，这条思路最起码给人们未来的疾病预防带来了新希望，这也是生物制药的光明前景。在平常自己身体护理及儿童健康呵护方面，吃含有一定抗体的植物、水果、蔬菜是多么重要。

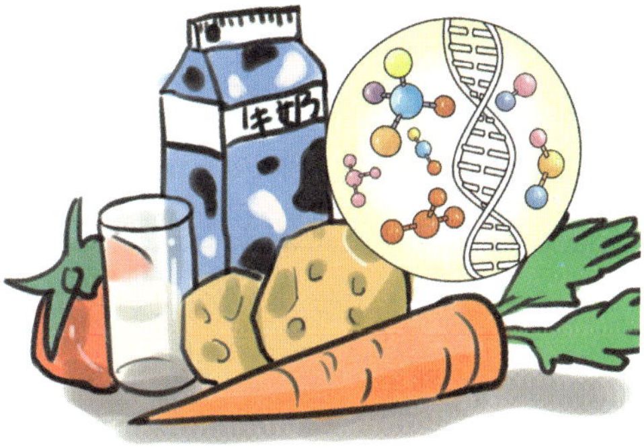

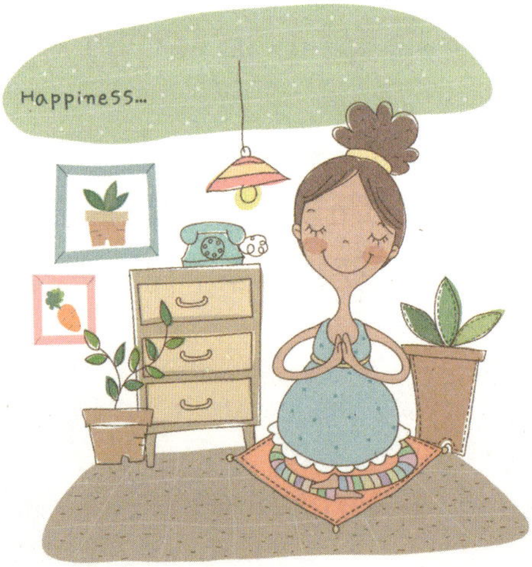

◆ 我国这类疫苗的发展情况

中国科学院方荣祥院士负责的国家863计划项目，在2003年开始研究将轮状病毒抗原蛋白基因转入胡萝卜来生产口服疫苗。这种疫苗充分利用了胡萝卜生产廉价，易于储藏、运输等优点，可直接生食，因此可避免因注射器消毒不彻底带来的交叉感染。实验室正在集中精力解决用胡萝卜作为生物反应器生产口服疫苗的关键技术。从目前的研究来看，利用胡萝卜生产口服疫苗并不遥远。

孕产小百科

孕期下肢水肿怎么办

怀孕后期多有下肢水肿，轻者只在脚背、踝关节处，以后可至膝关节、胫前区，严重者出现大腿、外阴及全身水肿。妊娠水肿症状较轻者，要多休息，睡眠时应抬高下肢。饮食中一定要注意控制盐分和水分的摄入量，以免加重水肿。孕晚期胎儿的营养需求达到了最高峰，这时需要食用高蛋白食物，以补充血浆的蛋白含量，维持血浆胶体正常的渗透压。

如果准妈妈仅有小腿轻度水肿，无其他不适，属正常现象，一般不需要治疗。只要多休息、避免站立时间过长、适当做些抬高下肢的动作、少吃盐，水肿就会减轻甚至消退。

第八章

个性化医疗，基因保存让宝宝健康一生

GE XING HUA YI LIAO, JI YIN BAO CUN RANG BAO BAO JIAN KANG YI SHENG

2015 年初美国总统奥巴马提出的“精准医学计划”备受关注。所谓“精准医疗”，是随着基因组测序技术快速进步以及生物信息与大数据科学的交叉应用而发展起来的新型医学概念与医疗模式。

通过对人的基因进行分析，能够精准预测人的基本身体状况并做出预防，针对每一个病人的具体病情，精确寻找到疾病的原因和治疗的靶点，并对一种疾病的不同状态和过程进行精确分类，最终实现对疾病和特定患者进行个性化精准治疗的目的，提高疾病诊治与预防的效益。本章重点论述与个性化医疗相关的婴儿基因保存。

恩氏基因
EN'S GENE

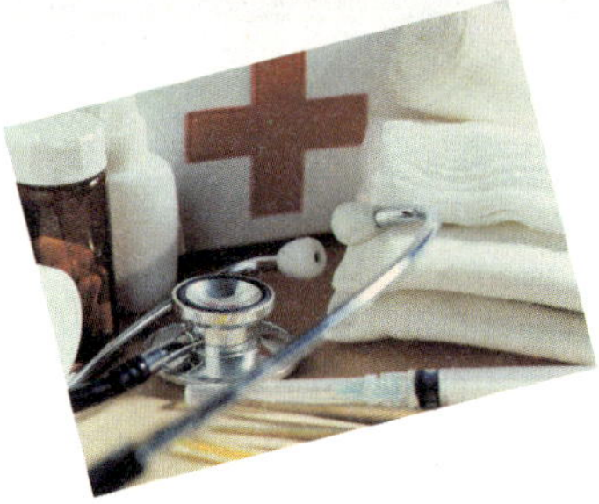

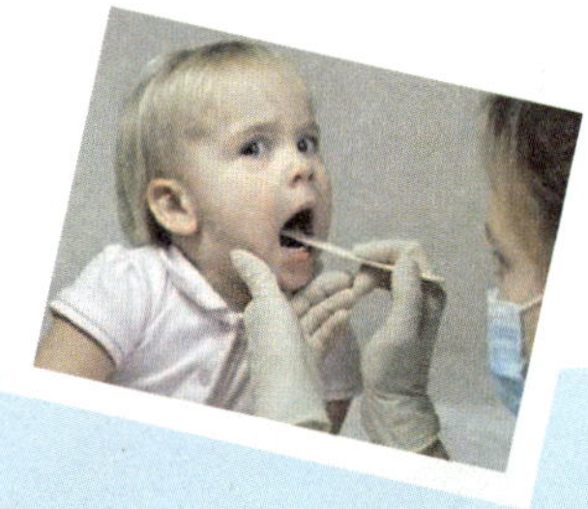

宝宝健康基因档案

用基因保护宝宝一生的健康

人体基因组 DNA 样本的制备

你拿到宝宝的 DNA

“定制医疗”服务

杭州恩氏基因技术发展有限公司

DNA 修复

人工合成的脱氧核糖核酸

个性化医疗时代

恩氏基因保存

最原始的基因说明书

DNA 的保存方法

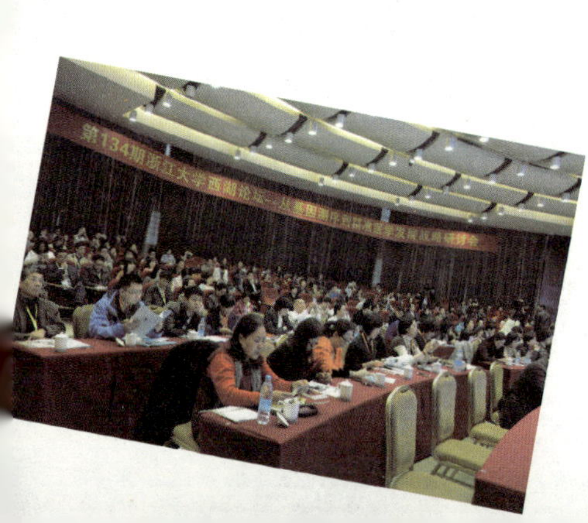

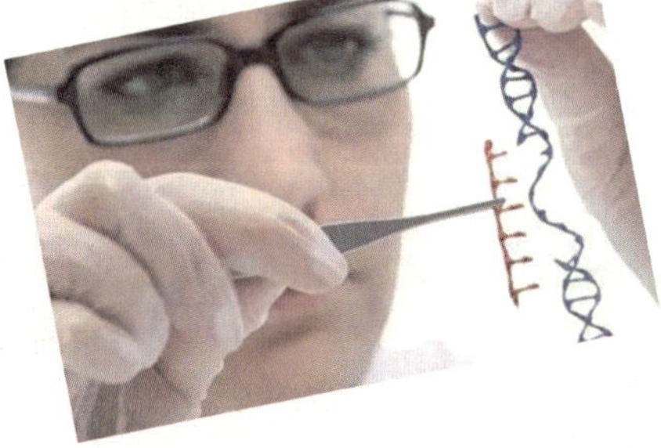

1. 宝宝的 DNA 是最原始的基因说明书

以目前的科技水平不可能采集到绝对原始的受精卵基因样本，只有婴儿基因是受外界影响最小、最接近受精卵的原始基因样本。

◆ 精准医疗

美国在国情咨文中提出了“精准医疗”的大型医学研究计划，并投入2.15亿美元的巨额研究经费，以期望“引领一个医学时代”。这个消息一经提出，便在全世界引发了巨大轰动和热议。精准医疗的实现对于医学界而言是跨越式的发展变革，而其中婴儿基因保存也能够发挥巨大的作用，因为婴儿的基因是最纯净、最原始的基因版本。

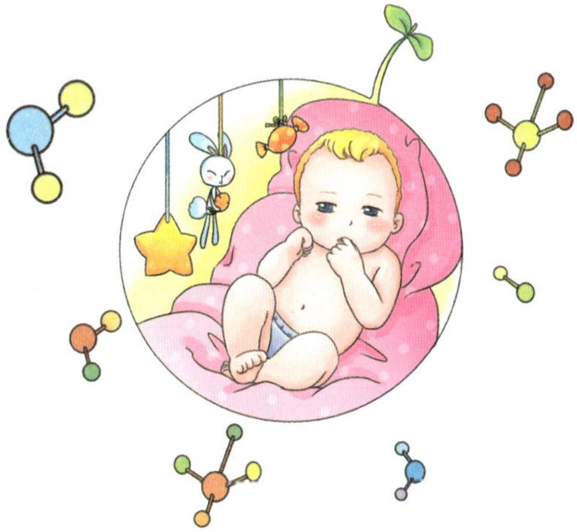

基因与优生必知常识

生命起源于精子和卵子结合形成的受精卵，它将父亲和母亲的各一半基因组合到了一起，创造了一个新生命种子的核心。

当受精卵逐渐分裂、增殖，到出生时婴儿已有2万亿个细胞。随着人体细胞的不断复制、更新，到成人时，细胞数量处于动态平衡，约为60万亿个。而这整个生命的进程都是在基因的调控下完成的，人体的长相、身高、体重、肤色、性格、健康等均与基因有关。

基因虽然很小很小，但它是物质的。它是螺旋双股结构，并由A、T、C、G四种密码，将近600亿种排列组合而成。

保存原始基因的意义

首先，婴儿时期的基因就好比一片未曾开发过的森林，称之为原始森林。它尚未受到外界环境的广泛影响，其基因结构基本上原汁原味地保持着先天遗传的版本，相对来说它是原始的、最纯的基因版本。

其次，婴儿在后天的生活过程中，由于受外界环境污染的影响、个人不良的生活方式影响，或者受到病毒的攻击等等，那么生长期的基因会随着这些因素而发生变化，此时的基因结构当然与婴儿开始时期的基因结构会有所不同。

再次，婴童时期，由于宝宝的脏器功能发育不全，免疫功能不足成人的十分之一，更容易遭受环境污染的侵袭。同时，婴儿又是流行性感冒、支气管炎、肺炎的易发人群，抗生素的使用较为广泛，而抗生素的毒副作用，尤其是滥用，对基因结构的影响更大。

孕产小百科

如何防止妊娠纹的产生

进入孕后期，准妈妈腹部皮肤开始伸张，开始出现妊娠纹。妊娠纹出现的时间因人而异，大多数准妈妈于妊娠晚期出现妊娠纹，主要是由于皮肤过度扩张，使得弹性纤维断裂而产生。如果妈妈的皮肤弹性足够好，能抵抗皮肤张力的增大或皮肤没有过度扩张，没有到弹力纤维断裂的程度，那就不会产生妊娠纹。

婴儿基因的原版性是很短暂的，所以应该及时保存婴儿基因，它是相伴宝宝一生的原始“图纸”和原始“备件”，是宝宝一生所需要的独一无二的“健康备份”，是今后基因诊断和基因治疗的宝贵材料。

2. 宝宝的 DNA——精准医疗的重要手段

精准医疗是一种建立在了解个体基因、环境以及生活方式基础上的新兴疾病治疗和预防方法。

◆ 原始基因保存助力精准医疗

如果想要实现对疾病的预测，人们就必须要深刻了解自己的遗传和基因组学信息。因此精准医疗将遗传和基因组的信息作为临床治疗的出发点。

基因保存可辅助寻找个体特异性的体细胞突变位点。众所周知，每个人的基因都具有个体差异性，在疾病发生时，就要寻找个体特异性的基因突变位点。

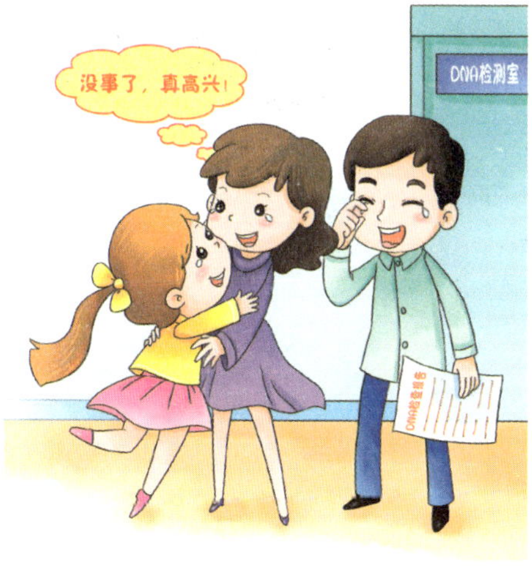

基因与优生必知常识

随着实验室可操作物质的体积变得越来越微小，精确医学筛检的可能性也越来越大。血液检查将成为历史，微全分析系统将在灵敏度和专一度的指标上更接近活体检测诊断，即纳米探针将被用来采集病人的长时程数据，并提供更大的准确度。

在下一个十年，大数据将嵌入到社会的方方面面，到2025年，人们将在出生时以及每年体检时得到自己的DNA图谱，从而得以及时发现可能提示自身免疫性疾病发病的细微变化。绘制DNA图谱将成为每个人在出生时以及年度体检时的常态项目。

基因保存可以实现精准医疗的个性化用药。保存的婴儿基因不会再受复制错误的干扰，所以随时可以根据经济条件通过全序列检测，将其转化成原汁原味的、“先天”水平的基因图谱。将来无论是感冒发烧的普通用药，还是重大疾病的特殊用药，都可以依据个人基因组特征做到个性化用药，应该用什么药、用多大剂量，这是婴儿基因保存人人都用得到的好处。

◆ 基因保存的意义

基因保存还可以实现精准医疗技术发展的其他成就。今后基因医学特别是 DNA 甲基化等非序列研究不断深入，拥有一份自身最原始的基因保存品，其生命银行的价值将不断增值和得以充分体现。因为现代最新基因研究证明基因中含有更加丰富的生命信息。这些基因序列外的物质和信息对人体疾病和健康的作用已经越来越被肯定和证明。

孕产小百科

临产前的饮食要求

在临产前应该限制脂肪和糖类等热量的摄入，以免胎儿过大，影响顺利分娩。为了储备分娩时消耗的能量，孕妈妈应该多吃富含蛋白质等能量较高的食品。在孕晚期，由于胎儿的生长发育已经基本成熟，如果孕妈妈还在服用钙剂和鱼肝油的话，应该停止服用，以免加重代谢负担。

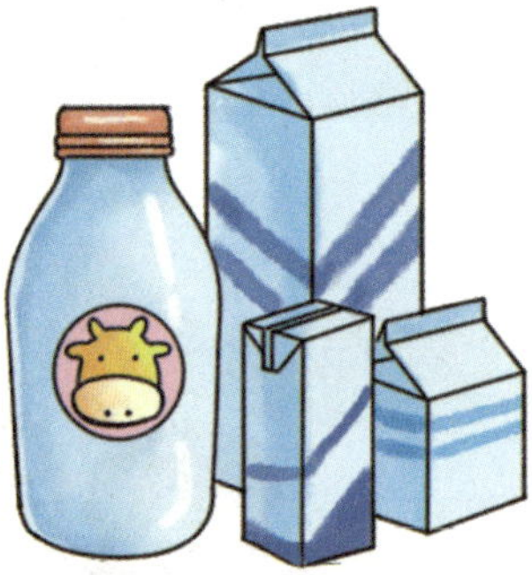

宝宝的 DNA 保存是精准医疗的重要条件。

3. 宝宝 DNA 的保存方法

一般情况下，基因保存通常指婴儿基因保存。保存了宝宝的基因样本，等于是为宝宝的健康多加了一份保障。

◆ 基因保存

基因保存是精准医疗时代发展出来的概念。精准医疗，是指以个人基因组信息为基础，为病人量身设计出最佳治疗方案。依托基因技术的发展，基因保存是指把生物体内的细胞 DNA 存储起来，保留其原有 DNA 上的所有信息和生物学活性的过程。基因保存的基本方法是从口腔黏膜上皮细胞中分离、提取、纯化细胞核中的 DNA，并通过生物技术的方法来进行 DNA 保存。

◆ 保存方法

基因保存分为 DNA 保存和基因档案保存：前者是提取 DNA 后储存起来，保留 DNA 上携带的人

基因与优生必知常识

基因保存和基因测序都是新生事物，虽然是极具潜力的新兴产业，目前仍然面临许多困难：一方面原因是由于采用低温冷藏式保存，需要大量的设备投入，成本较高；又考虑到长期的安全性，如火灾等责任，需要异地多处建设保存设施，使得成本更高；另一方面是因为客户还未接受这样一个观点，一个公司能否 100 年地遵守不使用基因信息和保证安全的诺言。

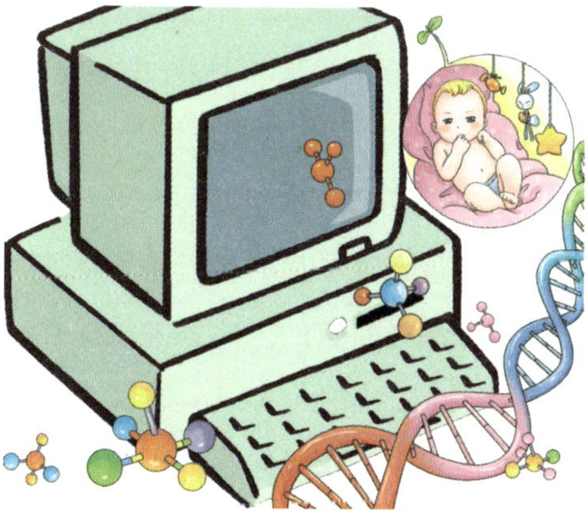

体遗传信息和DNA的活性，后者是将个体的DNA提取出来后，进行人体全基因组序列测序，并将测序结果以数据形式保存起来，这些数据是能用于基因治疗的有效信息，而婴儿DNA保存是先保存下来，个体后期需要用的时候再进行婴儿时期DNA序列的测序，与婴儿时期的相对原始的基因序列进行比对，为突变位点的寻找提供依据。

根据DNA保存的环境和方式方法的不同，不同的保存方法有不同的保存期限，原因如下。①DNA的结构。DNA是生命信息的载体，DNA的双螺旋结构使其具有稳定的化学性质。②外界影响因素。避免DNA水解酶、氧化、微生物、紫外线、高温、高压等破坏因素，即生物、化学、物理的破坏因素，DNA就可以稳定保存下来并被利用。

但是具体保存的时长是根据使用的方法来断定的。比如液氮保存法、电制冷保存、DNA纳米分子包覆后置于-80℃保存、采用特殊介质常温储存等等。

孕产小百科

临产产妇如何安排饮食

在一般情况下，初产妇仅第一产程就需12～16小时。而产妇摄入的营养，既要满足自身呼吸、心跳、排泄等基础生命活动的消耗，又要为胎儿生存提供必需的养分，还要为子宫收缩提供大量的能量。

传统习惯中，中国的家庭多吃鸡蛋，认为既可免去多尿，还能充饥。但大多数医务工作者认为吃熟鸡蛋并不合适，其养分被人体吸收得很慢，再说水分过少也不利于孕妈妈分娩。很多专家向大多数产妇推荐的分娩食品为巧克力。巧克力含有丰富的营养素，每100克巧克力中含糖类55～56克、脂肪30～38克、蛋白质15克，还含有铁、钙以及维生素B等，同时，巧克力中的糖类可迅速被人体吸收利用。

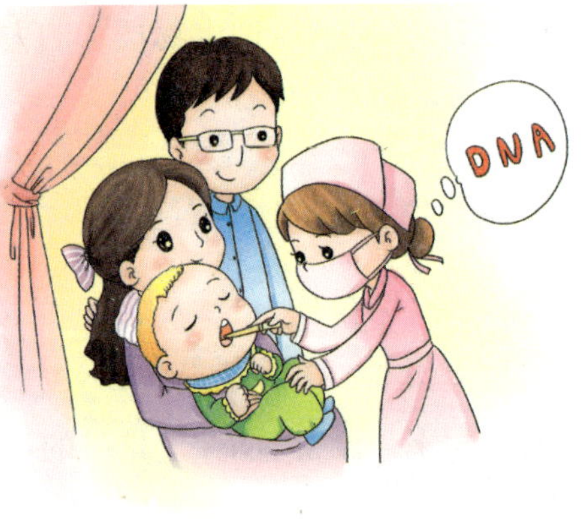

4. 宝宝基因保存，发达国家都在行动

我国的“恩氏基因”，主要为普通的居民提供此项服务。“基于固相吸附法的婴儿基因保存”的专利技术具有常温固态保存的特点，可实现家庭自我保管的方式，因此收费较低。

◆ 基因保存产业发展

在美国、欧盟、澳大利亚等发达国家，都建有提供基因保存服务的机构。目前全球比较知名的有美国专业的基因保存公司DNA Spectrum Inc.，另一家美国公司Dnacapsule Inc.，与我国有类似的保存方法和大于100年的保存期限。

DNA Spectrum公司总部位于凤凰城，同时在拉斯维加斯、塞尔镇都设有办公点，主要业务包括基因保存，以及后续的基因遗传分析、健康相关分析指导等。公司实验室通过AABB（American Association of Blood Banks，美国血库学会）认证以及ISO认证，公司发布产品信息均来自于基因遗传学和健康方面的权威研究。

DNA Spectrum公司在开展基因保存的工作中，特别强调：一生之中人

基因与优生必知常识

现在已知10%的肿瘤源于先天性的基因突变，90%的肿瘤源于一生逐步积累的体细胞突变。

其他重大疾病也离不开基因的突变，所以基因治疗成为未来治疗各种疾病的趋势，应及早做好宝宝的DNA保存与建档，以备未来的不时之需。

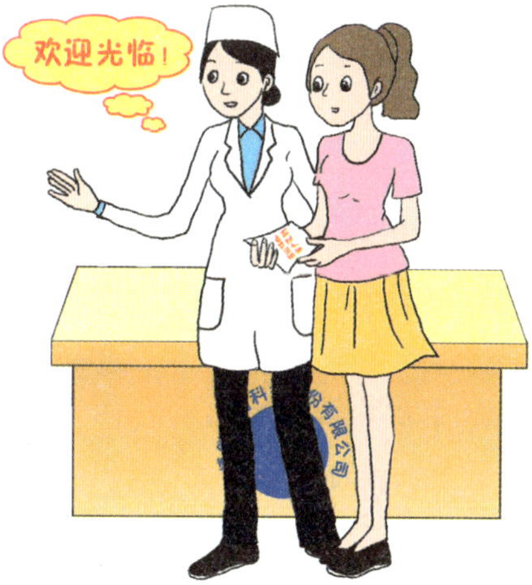

类基因组会逐渐变化，随着科技的进步，新的治疗方法不断涌现，保存一份自己最年轻时的DNA十分重要，我们的服务可以让您从提供样本时，就开始保存您的全部基因组和表观基因组。

澳大利亚墨尔本基因健康服务中心能为在澳大利亚出生的婴儿提供基因样本的保存服务。

日本庆应大学一个研究小组最近开发出一种可长期保存数据的新技术：利用活细菌替代磁盘和光盘等存储媒介，从而将数据保存数百年甚至数千年时间。美国《探索》杂志曾披露了这项研究的详细过程。

英国研究人员用人工合成的脱氧核糖核酸（DNA）存储文本文档、图片和声音文件等数据，随后完整读取。

欧洲生物信息学研究所的比尔尼和戈德曼在DNA上对文档进行编码，先将Text文本、图像或者声像资料转换为二进制码，然后用戈德曼编写的软件，将其进一步转换为A、T、G、C四种编码。之后，他们为数千个DNA片段拟定了蓝本，每个片段都包含有一份文档片段。

在我国，台湾地区的博微生物科技股份有限公司的基因采集服务点已遍及台湾岛内；博微生物科技股份有限公司创立于1999年，在2004年推出基因保存业务，至今发展至近50个采集点，全面覆盖整个台湾岛。此外，博微还推出了SNP健康预防分析服务、DNA疫苗等项目。公司曾多次获得台湾地区多项大奖。

孕产小百科

哪些是催生食品

临产前可以给孕妈妈准备一些易消化吸收、无渣、可口味鲜的食物，如面条鸡蛋汤、面条排骨汤等，让产妇吃饱、吃好，为分娩准备足够的能量，促进分娩的尽快完成。

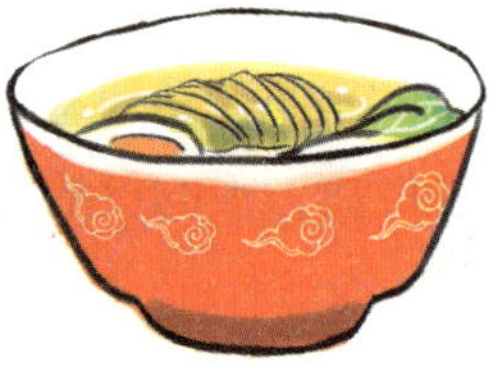

5. 我国基因保存的现状

浙江大学妇产科医院、浙江省医科院、复旦大学、上海交通大学、同济大学、上海免疫学研究所等的专家充分肯定了婴儿基因保存对于婴儿一生健康的重要医学价值，“婴儿基因保存技术的推广应用”列入浙江省医药生物科技成果重点推广计划。到目前为止，已有近十万家庭为宝宝选择了婴儿基因保存。

◆ 保存期

基因（DNA）是遗传物质，承担着储存全部生命信息的重担，亿万年生物进化选择了DNA作为遗传物质，就是因为它的化学性质极其稳定。它的天敌是核酸酶、氧化和紫外线，只要利用特定试剂瞬时抑制核酸酶活性，干燥、隔氧、避光保存，DNA可以保存千万年。很多顶级论文和权威资料都报道过无论是化石中的DNA、琥珀中的DNA还是骨骼中的DNA，只要符合上述稳定条件，有超过4000万年的DNA样本，仍然可以用来做分析测序。

◆ 杭州恩氏基因保存

在我国，基因保存技术也取得了极大发展，例如杭州恩氏基因技术发展有限公司，他们主要从事人体基因保存和检测等相关服务和产品开发，属国家重点支持的高新技术范围，2008年起至今一直

基因与优生必知常识

恩氏基因保存的承诺：常温保存可以让客户将DNA保存在自己家里，不必担忧基因信息的盗用，样本安全；全过程跟踪管理保证样本不张冠李戴；制备过程中承诺不留备份。

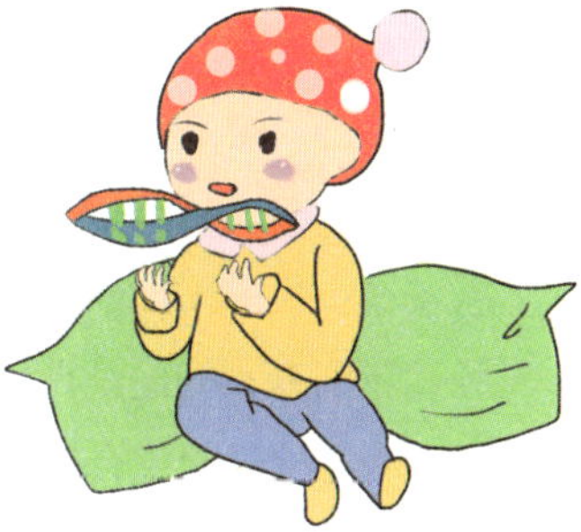

被认定为高新技术企业，并建有独立的研发中心和实验室。

◆ 专利

该公司的两项国家发明专利："人体基因组DNA样本的制备方法"和"人体基因组DNA样本的制备封存方法及封存装置"。技术核心是利用特定试剂瞬间抑制核酸酶活性、多步骤分离纯化制备超纯的DNA，然后利用 DNA固相吸附技术，配合充氮密闭隔绝氧气和水分，金属外套防护紫外线辐射的保护设计，DNA保存品稳定保存100年是一个保守的质量保证。基因保存技术除其公司的专利技术之外，还有液氮保存技术、电制冷保存技术、纳米分子包覆保存技术和常温固态保存技术，每种技术各有自己的特点。

"基于固相吸附法的婴儿基因保存集成技术及产品"列入2008年国家科技部、财政部、国税部、地税部四部联审的"科技型中小企业技术创新基金"无偿资助项目，于2010年经过我国专家的论证评审，获得了科技部的"项目验收合格"证书。

孕产小百科

催生的方法以及影响有哪些

目前用得最广泛的催生方法是静脉点滴催产素，其原理就是向体内注入催产素促进子宫提前收缩。静脉点滴催产素是一种人工催生的方法，会不可避免地增加产妇和胎儿的风险，这是因为人工注入催产素引起的宫缩要比正常宫缩开始得更强烈，没有分娩力量逐渐加强的过程。过量的催产素可能引起胎盘早剥，甚至子宫破裂。如果发生这些情况，胎儿氧气的供应可能完全中断，容易引起新生儿缺氧窒息，影响新生儿大脑功能发育，可导致小儿智力异常。因此如果不能立刻进行有效阴道分娩，则必须进行紧急剖宫产。

◆ 价廉物美的保存

恩氏基因保存价格可谓是价廉物美，保存成本为世界最低。让许多家庭在选择的时候不至于为婴儿基因保存的费用头疼，能为宝宝选择留下独属于自己的生命备份。恩氏基因保存致力于为家庭提供贴心的服务，也相信未来婴儿基因保存会逐步走入千家万户。

6. DNA 修复，为疾病治疗开辟前景

很多疾病是因为基因的缺陷，对基因进行修复，可以有效预防和治疗这些疾病。

◆ 基因修复

2015 年 10 月 7 日，77 岁的英国弗朗西斯·克里克研究所名誉教授、瑞典人托马斯·林达尔，生于 1946 年的美国杜克大学医学院教授保罗·莫德里克以及 69 岁的美国北卡罗来纳大学医学院教授阿齐兹·桑贾尔因在 DNA（脱氧核糖核酸）修复方面的研究而分享了 2015 年度诺贝尔化学奖。因为这 3 位科学家在分子水平上描绘了细胞如何修复 DNA 并维护遗传信息，为创新癌症治疗手段提供了广阔前景。诺贝尔化学奖评审委员会在声明中说，3 名获奖者的研究在人类了解活细胞功能、从分子层面解释遗传性疾病成因以及癌症发生发展和人体衰老的机制方面做出了“决定性贡献”。

DNA 是一种分子，可组成遗传指令、引导生物发育和生命机能运

基因与优生必知常识

可以借助基因修改 HIV 病毒成功治疗白血病患者：医生将 HIV 中引发艾滋病的因素剔除，借助经过基因修改的 HIV，患者自己的免疫细胞占据了优势，一举击溃了入侵的白血病细胞。在治疗过程中，医生先将患者自己的数百万免疫系统细胞移除，接着用经过基因修改的 HIV 将一种能够增强免疫细胞的新基因送入患者体内，这种基因如同导弹一样，可以帮助免疫细胞“锁定”潜藏起来的白血病细胞并发动攻击。负责运送新基因的 HIV 中能够导致艾滋病的部分全都被剔除了，因此治疗过程中不会出现任何感染艾滋病的风险。

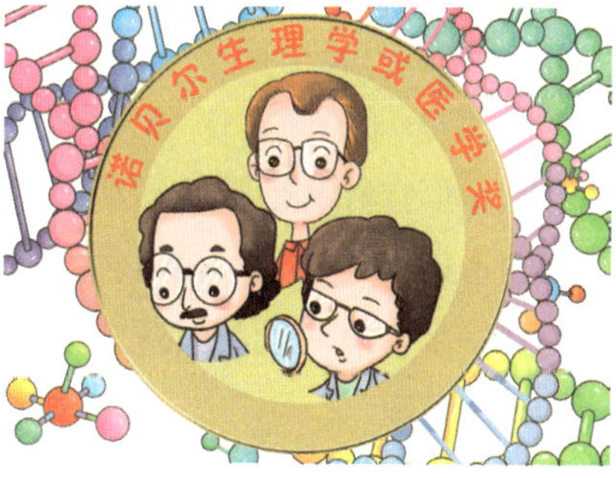

作，带有遗传信息的DNA片段被称为基因。DNA每天会受到紫外线、自由基和致癌物质的侵袭而受损。然而，科学界曾一直认为DNA复制是绝对保真的，直到20世纪70年代，林达尔的研究才打破这一假说。由于认定DNA的衰变速度与人类生命的衰亡进程并不一致，林达尔通过研究发现了能够不断抵消DNA崩溃的碱基切除修复这一分子机理。桑贾尔则绘制出了核苷酸切除修复机制，展现出细胞如何修复紫外线对DNA造成的损伤。莫德里克更是在研究中发现了在细胞分裂过程中DNA复制时的细胞“纠错”机理。

◆ 基因的不稳定性

除去每天受到的外部“攻击”，DNA本身也具有内部不稳定性。人类的遗传物质之所以没有解体，正是得益于一个能够监控并修复DNA的分子系统。DNA大量受损会诱发癌症和其他严重疾病，科学家们希望尽可能地对抗这种损伤，而第一步要做的就是摸透这些损伤形成的机理。

可见，利用基因技术对疾病进行有效治疗的技术越来越完善，那么，年轻的爸爸妈妈要提前为宝宝做好准备，比如，为宝贝保存一份原始的基因样本，这样会更好地迎合未来医疗技术，使宝宝的一生健康有最完美的保障。

孕产小百科

胎教与早教如何衔接

胎儿在降生之前，准父母已给了胎儿听觉、触觉、视觉等的刺激，这对胎儿的感觉器官和大脑产生了一定的影响，能促进胎儿感觉器官的发育发展和神经元结构的形成。

尽管胎儿刚出生根本不明白语言的意思，但还是要给他各种声音的刺激。如父母要多和宝宝说话、逗乐，在宝宝睡醒后给宝宝听一些轻松舒缓的音乐。除了听觉刺激外，父母还要给宝宝适宜的触觉刺激，父母和家人要多拥抱小宝宝，抚摸小宝宝的皮肤，让宝宝练习抬手、踢腿等动作。在视觉训练方面，可用鲜艳的带响声的小玩具吸引宝宝的注意力，让宝宝学着追视。这些都是“胎教”的“加时赛”，是早期教育的衔接教育。